楽しい！が
元気をつくる

「こころ」を健康にする本 Ⅳ

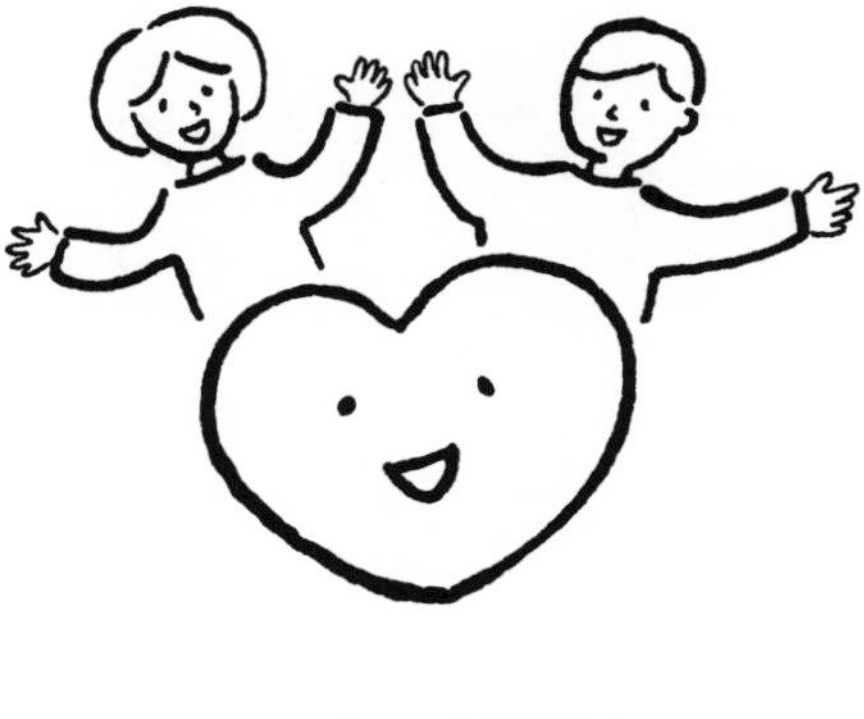

大野裕

日経サイエンス社

第2章　自信を育み、価値を認める
内なる輝きを発見！

第3章　コミュニケーションの力

第4章　小さなヒントでこころを手助け

第5章　落ち着いて問題に取り組む

イラスト：大塚いちお
装丁デザイン：河村杏奈（大塚いちお事務所）
レイアウト・DTP：GRID

序章

夢があるから頑張れる

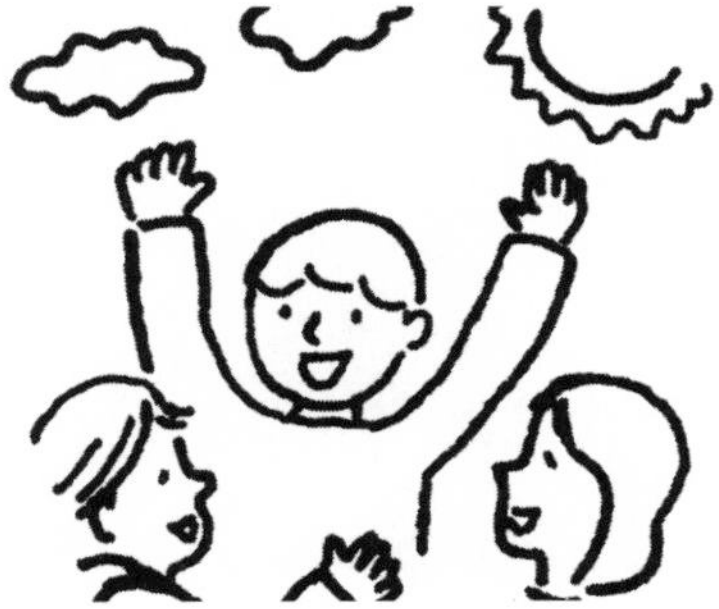

夢をこころのエネルギーに

私たち精神医療の専門家は、精神的な悩みを抱えた人の相談にのるのが仕事だ。相談する人は、いかにストレス状況にさらされ、精神的に追いつめられているかという話をする。悩みがあって相談に来ているのだから当たり前と言えば当たり前だ。

悩みばかり聞いていると「相談を受けている人もまた気が重くなってくるのではないか」と尋ねられることが少なくない。実際はそんなに気持ちが重くなるわけではない。問題に取り組むことがその人の夢を実現する作業でもあるからだ。

悩みを聞いていると確かにこころが痛くなる。相談する人のこころの痛みがいくらかでも軽くなるように手助けしたいと考える。しかし専門家にできることは限られている。手助けするにしてもそれぞれの課題に取り組むのは相談に来たその人だ。

２０２３年末に開かれた学会の講演で私は「楽しくなければ頑張れない、夢があるから頑張れる」という趣旨の話をした。相談に来た人が、人生で大切にしたいことや将来に向けて抱いている夢を意識できれば、問題に取り組むこころのエネルギーがわいてくる。そうすればゆっくりだったとしても、先に向かって進んでいけるようになる。

そのときに私たちにできるのは、それぞれの人の夢探しの手伝いだ。これは、悩んでいる人だけでなく私たち専門家にとっても楽しい作業で、お互いに頑張ろうという気持ちになれる。

今年1月の能登半島地震では、被害状況がわかるにつれ、こころが痛くなった。被害を受けた方々が大変な思いをしていると考えると、何をしても十分ではない無力感を覚える。13年前の東日本大震災のとき、連載コラムを書く筆が進まなくなったことを思い出す。

苦しんでいる人たちにとって私が書くことなど何の役にも立たないと思えたからだ。だからといって何か具体的な行動が取れるわけではない。圧倒的な自然の力を前に人間にはとうてい立ち向かうことができない思いにとらわれてしまう。そうした無力感は被災した人たちはもちろん、その人たちのことを思う被災地以外の人たちにも広がっていた。

しかしこうしたときこそ、それぞれの人たちがそれぞれの立場で、いまできることに力を尽くすことが大切だ。

被災した人たちのために直接力を尽くせなくても、いまできることで社会が動き、それがひいては被災地の復旧や復興につながる。

考えてみれば、私たちの祖先はこれまで災害や戦争など破滅的な状況に直面しながら、いろいろな工夫を重ねて今の社会を作り上げてきた。私が子どもだった戦後と比べただけでもずいぶん変化している。

そうした社会的な強さを生み出すためには、あきらめないで夢を持つことが大事だ。そのとき一人だと本来持っている自分たちの力を発揮することができない。家族や親族、地域の人々、さらには他の地域の人たちとのつながりが、こころのエネルギーを呼び覚ます。

今年の初めには災害や事故など大変な出来事が続いた。一方でみんなが力を合わせて大変な状況を乗り越えようとしている様子を見て、力づけられた。
これからも夢を忘れないで、進んでいきたい。

第1章

ストレスとの付き合い方

力を抜いて、こころを軽く

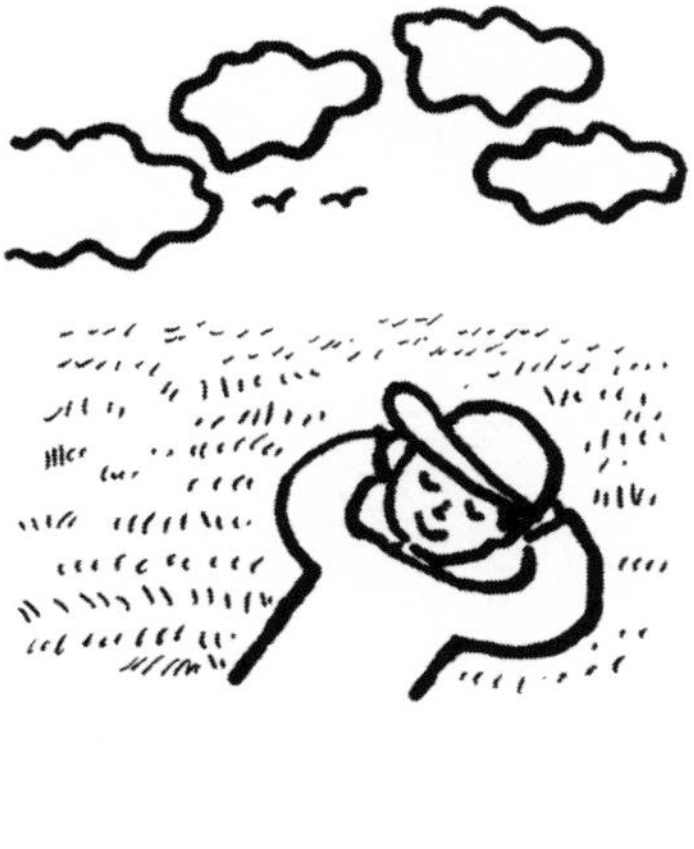

ゆっくりとこころのエネルギーを満たして

楽しい気持ちになれることを増やす

大型連休中のニュースで、観光地で楽しい時間を過ごしている人たちの映像が流れていた。新型コロナウイルスのパンデミックやウクライナ紛争、大きな災害、さらに物価の上昇などで、暗い気持ちになることが多かった。その気持ちを払拭するかのように連休を上手に使い、楽しい時間を過ごしている人たちが多いことがわかった。

ストレスを感じているときに楽しい体験をすると、こころが軽くなってくる。日常のストレスで気持ちが沈み込んだり不安になったりしているときは、悪い出来事ばかりが目について悲観的に考えるようになってくる。

そうすると、ますます良くないことに目が向くようになる。問題に早く対処しようと考えてのことだが、良くないことに目が向いてしまうと、さらに気持ちが沈んでしまい、対応策が浮かばないという悪循環に入りこんでしまう。そのようなときに考えを良い方向に切りかえようとしても、うまくいかない。

そうしたとき、楽しい気持ちになれることを増やしていくのが役に立つ。そんなに大きく気持ちが変化しなくてもいい。少しだけ気持ちが変わるだけで十分だ。工夫次第で気持ちが変わることを実感できると、自然に考えが変わって先への希望が持てるようになる。

笑顔の人たちが楽しんで過ごしている映像が流れると、見ている私の気持ちも明るくなる。感情がまわりに伝染することはよく知られている。映像を通しても明るい気持ちが伝わってくる。喜びのお裾分けをもらい、私のストレスも軽くなるのを感じることができた。

求めている夢を意識し、日常生活で喜びを体感

前向きに取り組もうとするこころの状態をメンタル・ウェルビーイングと呼んだりする。ウェルビーイングは、肉体的、精神的、社会的に完全に満た

された状態とされていて、日本でもずいぶん定着してきた。

しかし現実的に、心身ともに満たされ、人間関係でも満たされている状態にある人はそれほど多くない。

ある大企業で調査したところ、社員の約15%が精神疾患に使われる薬を飲んでいたと聞いたことがある。そうした薬が自動車の運転技能に及ぼす影響についての研究ガイドラインが2022年に厚生労働省から発表され、そのなかで一生のうち一度精神疾患にかかる人は70~80%に上ると書かれている。身体的不調を抱えている人もかなりの数に上るだろう。

ウェルビーイングに関して現状を考えると、肉体的、精神的、社会的に満たされているという説明では不十分で、心身の不調を抱えていても自分らしい生き方ができている状態と表現した方がよいように思う。そのときに役立つのが、自分が求めている夢を意識することだ。

夢といっても壮大ではなく、毎日の生活で生きている喜びを体感できるものだ。例えば家族などの親しい人と話して心がやすまるとか、近くにいる人の手助けをして喜んでもらう、好きなアーティストの音楽を聴いて力づけられる、毎日の生活で手に入れることができるといった体験だ。

こうした体験は見過ごされがちだが、意識して目を向けるようにすると生活にはりが出て自分らしい生き方ができるようになる。

ため息呼吸法でウェルビーイングを高める

呼吸法が心身の健康に役立つことは広く知られている。私の中高時代には授業開始前に短時間、目を閉じてゆっくりと息をするようにいわれていた。活発に動き回る若者を授業に向かわせる方法としても、たしかに効果があったように思う。

この体験を思い出したのは、呼吸法による心身への効果の違いを研究した論文が目にとまったからだ。呼吸法によって効果に違いがあるのかどうか、漠然と疑問に思っていたが、その論文によれば、ため息を使った呼吸法にウェルビーイングを高める効果があるという。

呼吸法にはいくつか種類があり、それぞれに効果が報告されている。例えば横になったり座ったりしてゆっくりと呼吸し、気道を通る空気の動きに意識を向ける方法がある。今に意識を向けるマインドフルネス呼吸法のひとつで、悩みから自分を解放する働きがあるといわれる。ゆっくりと息を吸い一度息を止めてゆっくりと吐き出し、そこで少し息を止めまた息を吸う。これを繰り返すボックス呼吸という方法もあり、パフォーマンス向上やストレスコントロールの役に立つとされている。

今回の研究では、ゆっくり鼻から息を吸った後に倍の時間をかけてため息をつくように口から息を吐き出す5分間の「ため息呼吸法」がウェルビーイングを高める効果があった。以前、ある禅僧から座禅のひとつとして「ムー」と口に出しながら息をゆっくり吐き出す方法を教わった。黙って座る方法しか知らなかった私には新鮮な体験で、禅僧の長い経験から得られた知恵を感じられる方法だと思った。

目を閉じて、好きな風景や音楽をこころに流す

私の好きなテレビプログラムに、ケーブルテレビのニュースサイトのＣＮＮが流している「30秒旅行」がある。ニュース番組の合間に約30秒間、こころを落ち着かせるような音楽と一緒に穏やかな自然の映像が流れる。

ほんの短い時間だが、静かで穏やかな音楽を聴きながらボンヤリと映像を眺めているとホッと一息つけて、こころが楽になる。忙しくて自分を見失いそうになっているときに、自分らしさを取り戻すことができる。

私はそうした時間がとても好きで、自分が期待するときにちょうどその映像が流れてほしいと思うが、テレビ番組なので、自分の思うとおりにはならない。そうだとすれば、自分のこころのなかでそうした映像と、可能ならば音楽も流すようにすればいい。

こころが疲れていると気づいたとき、短時間でもよいので、そっと目を閉じる。そして、こころのなかで、自分の好きな映像を流してみる。これまで訪れてこころが癒やされた自然の風景を思い出してもよいし、雑誌や本など

で見て印象深かった景色でもよいだろう。できれば、その映像と一緒に、静かな音楽をこころのなかで流してみる。自分への思いやりを感じられる時間が生まれる。

じつは目を閉じるだけでこころは落ち着く。私たちは、日常生活の情報の多くを、視覚を通して受け取っている。あまりに多くの情報にさらされているとき、一時的に遮断すると、こころにゆとりが生まれる。そこに自分の好きな映像や音楽を取り入れることで、こころのエネルギーがわいてくる。

ストレスに気づいたら、自分への「ごほうび」

新型コロナウイルスの感染が拡大していた2021年のこと、私が親しくしている奈良県の精神科医療機関「ハートランドしぎさん」（三郷町）の医療スタッフが作った小冊子「ハートランドごほうび大全集」が病院のホームページに掲載された。コロナ禍でストレスを感じるスタッフが増えたのをきっかけに、それぞれのスタッフが工夫している対処策を共有することにした。スタッフ自作のイラストも加えて小冊子を作ることにしたという。

そのなかに、「密を避けた散歩の味は蜜の味」と名づけた工夫がある。感染リスクのある密を避けながら、散歩という「こころの蜜」を味わっていると書かれている。犬を連れて地元の川沿いを散歩していると、いろいろなものが目に入ってくる。雲の形から想像を膨らませたり、野鳥や草花を観察したりできる。ちょっとした行動を通して、こころがやすまる体験をしている様子が伝わってくる。

何も特別なことをする必要はない。ほんのささいな日常的な行動でも、体が喜ぶ体験が増えればこころも体も元気になる。それを、自分への「ごほうび」と呼んだネーミングにも感心した。

「してはいけない」よりも、意識をほかに向ける

何かをしようとしたとき、私たちのこころは、そのためにとるべき行動を考え、できているかどうかをチェックしつづけている。寝なくてはならない

と考えると緊張してますます寝つけなくなる。それは私たちのこころの自然な働きのためだ。

同じように、何かをしないようにすると、していないかどうか絶えずチェックすることになり、ストレスを感じる。

腹を立ててはいけないと考えると、ますますそのことが気になる。それが極限に達すると、我慢がきかなくなって逆にその行為をしてしまうことになる。ダイエット後のリバウンドも同様の心理で起こってくる。

身体の不調のために食事制限をしたりアルコールの制限をしたりしなくてはならない人が、「食べ過ぎないようにしよう」「飲み過ぎないようにしよう」と考えたり、人から注意されたりすると、かえって食べたい気持ちや飲みたい気持ちが強くなる。禁止されるとそのことに注意が向いて、より気持ちが強くなってしまうのだ。そのようなときはやめようとするのではなく、別の楽しいことに意識的に注意を向けるようにするとよい。

新型コロナ感染拡大を防ぐための外出自粛が解除されたあと、再び感染者が増えると気の緩みが指摘されたが、巣ごもり後に外に出る人が急に増えたのは、気の緩みというより反動なのだ。

「してはいけない」という禁止の意味合いを強めるのではなく、できることに目を向けると、ストレスを感じることは少なくなる。

足元の世界から一歩踏み出す

自動会話システム「こころコンディショナー」

悩みを抱えて行き詰まったときにはSOSを出して人に相談する必要がある。しかし実際に悩みを抱えると相談するのをためらう人は多い。

そうした人が最初にこころを整える助けになればと考えて、自動会話システム「こころコンディショナー」を開発をした。新型コロナウイルス禍の初期に公開し、現在、東京都のホームページ「東京都こころといのちのほっとナビ～ここナビ～」で利用できる。

私はこのツールの開発を「ガラケー」と呼ばれる携帯電話が使われていた10年以上前に始めた。親しい知人から「寂しい」というキーワードを打ち込む人が多く、いかがわしい情報が紹介されていると聞いた。それなら私の専門の認知行動療法をデジタル化して寂しい人に使ってもらえば役に立つのではないかというのがきっかけだ。

その後、認知行動療法を自己学習するサイト「こころのスキルアップ・トレーニング」を立ち上げ、さらに人工知能（ＡＩ）も取り入れた「こころコンディショナー」へと刷新した。

しかしパソコンやスマートフォンを使ってこころを整えるだけでなく、必要なときには人に相談してほしい。昔から「人薬」といわれるように、信頼できる人の存在は大切だ。東京都の有償版のシステムでは、必要なときにこころや経済、法律など悩みに応じた相談窓口が紹介されるようにした。

ネットで雑談、悩みを明かして孤独感を和らげる

この自動会話システム「こころコンディショナー」を、産業医の研修会で紹介した。働く人のこころの健康を高めるためにも、このシステムが役に立つと考えたからだ。

「調整モード」と呼ぶ対話の流れでは、気持ちが動揺したときの考えを振り返り呼吸を整えて少し落ち着いたところで、もう一度その考えに目を向け

ながら問題への対処策を自分で考えるようになっている。それでも動揺がおさまらない場合には適切な相談先が紹介される。

研修会に参加した医師からは、「利用者はデジタルツールでも寄り添われた感覚を持てるのでしょうか」という質問が出た。私は利用状況からその可能性があると答えた。

このシステムには複数の対話の流れがあり、その中に「雑談モード」がある。利用者がそのときの気持ちや考えを書き、システム側はただそれに相づちを打つ。これは、今も公開を続けている無償版のシステムのアンケートで要望されて作った。今では利用者の3割強の人が使っている。

私たちが悩んでいるとき、悩みが頭のなかで渦を巻き孤独感が強くなっていることが多い。そんなときに具体的に悩みを書き出すのは難しい。しかし自分の考えや気持ちを打ち明け、それに相づちを打ってもらえると、孤独感が和らぎ気持ちが軽くなる。

自治体などのSNS相談でも、具体的な問題を相談するでもなく悩みを打ち込む人がいるという。デジタルかどうかに関わりなく、話に耳を傾けてもらえることでこころは軽くなる。

セルフケアに落とし穴、人の力を借りて問題に取り組む

２０２４年2月5日付の日本経済新聞朝刊に、職場のこころの健康の取り組みに関する英フィナンシャル・タイムズ紙の記事が載っていた。こころの健康問題に年代による違いがあることを取り上げたコラムだ。

私の印象に強く残った言葉は、英企業の社員のこころの健康への取り組みが見せかけの対応になっている可能性があるという「ウェルネス（心身の健康）ウォッシング」だ。

マインドフルネスなどのセルフケア研修を行って、過剰な業務量や管理のまずさなどの構造的問題が見えにくくなるリスクがあるという指摘は、わが国でも重要だ。

ここ何年かコロナ禍のために孤立して心身の不調を感じる人が増えている。そのため自分でこころのケアをするセルフケアの研修や講演の依頼を受

けることが多い。

セルフケアは自分で自分をケアして元気に生きていくようにすることをいう。私は専門にする認知行動療法の考え方を使ったセルフケアの方法を紹介する一方で、セルフケアは自分一人ではできないことにも触れるようにしている。一人で問題に対処しようとしていると視野が狭くなり、うまくいかなくなることが少なくないからだ。

誰にも相談できないでいると、孤独感が強まり精神的に追いつめられた感じにもなりやすい。それに加えストレスを生み出している構造的な問題にも対処する必要がある。人の力を借りながら問題に取り組むことが必要なのは、日本でも英国でも同じだ。

気持ちが動揺したら目的に立ち返る

怒りを前進のエネルギーに

怒りの感情は、ネガティブにもポジティブにも作用する。期待したような結果が得られなかったからといって、怒りにまかせて行動してしまうと、ますます状況は悪くなる。私たちの日々の生活でも同じで、怒りをそのまま相手にぶつけてトラブルになることは少なくない。

しかし、怒りは前進するこころのエネルギーにもなる。怒りをうまく生かすことができれば、いつも以上の力を発揮できるようになる。そのためには、「おかしい」「ひどい」というとっさの考えから距離を置き、自分が何を求めようとしていたのかを振り返る余裕を持つことが大切になる。

２０２２年北京オリンピックの男子ハーフパイプで金メダルを獲得した平野歩夢選手の決勝での活躍は想像を絶するものがあった。新聞に載った「トリプルコーク１４４０」の連続合成写真は圧巻で、テレビの映像とはまた違うすごさを感じた。

決勝の2回目の滑走に対する予想外に低い判定の後、最終ランで最高難度の大技をすべて成功させ、その身体能力には驚いた。それを可能にしたこころの切りかえも素晴らしかった。

平野選手はインタビューに答えて、2回目で大方の予想より低い点数がついたことに「おかしい。イライラした」と話した。しかし、こころが動揺しても土壇場で逆転することができた。「勝つ」ことよりも「自分の滑りを出す」ことにこだわったという。

怒りを感じて気持ちが動揺したときに、何を目指しているかを忘れないでいることの大切さを、若い選手に教えられた。

私がパワハラ？　自分中心の考えから距離をとる

怒りの感情は、相手が不当なことをしていると判断したことから生まれる感情で、自分の身を守る働きをしている。それほど強烈なだけに、怒りのエネルギーを上手に使えば状況の改善につなげることができる。平野選手の金メダルはその好例だ。

一方、怒りの波が強すぎて波に流されてしまうと、相手の人を傷つけたり、自分が傷ついたりする。

その典型が、職場などで問題になるパワーハラスメントだ。私はときに労災事案についての助言を求められることがあるが、パワハラと認定された事例の話を聞くと、たしかに威圧的な態度を取ったりひどい言い方をしたりしている。

しかし、そのような態度を取る人にも理由があるように思えることがある。相手の人を憎んでいるわけではなく、むしろ、相手の人の仕事がうまく進むようにと考えているように思えたりもする。

それなのに、相手からパワハラだとされるのは残念な気がしないでもないが、それは、気がつかないうちに自分中心の発想になってしまっているからだ。こうすればよい、ああすればよくなるというのは、自分の考えで、相手の人が同じ見方をしているとは限らない。まったく別の見方をしているときに一方的に考えを押しつけられると、相手の人は納得できないし、傷つけてしまう。

感情は伝染する。怒りの感情が相手の怒りに火をつけるのでトラブルにもなりやすい。相手のためにと思うのであれば、一度自分の考えから距離を取って、相手の立場に立って一緒に考えてみる余裕を持つことが大事になる。

怒りの波をやり過ごし、実現への道を考える

認知行動療法教育研究会のオンライン研修会で、ある高校の国語の教師が怒りについて話をした。

この研究会は、私が専門にする認知行動療法の考え方を小学校高学年や中学、高校の生徒の体験学習のなかで活用して、生徒のこころの健康を高めようと、学校の教員を中心に作られた組織だ。

怒りをテーマにしたのは、思春期の人たちにとって怒りのコントロールが成長に重要な意味を持つからだ。今の時代、怒りへの対処がいろいろな領域

で注目されているのだろう。

怒りは私たちを前に推し進めるエネルギーになる。望まない状況に置かれても、「なにくそ」と考えるから頑張れる。しかし、怒りが強くなりすぎるとトラブルを招く。思春期はもともと心身のエネルギーが高まっている時期なので、怒りのエネルギーがいきすぎて問題になる可能性が高い。

いくら話の筋が通っていても、怒りを相手にぶつけてしまうと、相手も怒ってぶつかりあうか、逆に相手が反発して逃げてしまうか、どちらかだ。自分の気持ちをわかってほしいと考えていたはずなのに、結局はひとりぼっちになって、一緒に問題に取り組むこともできなくなる。

だから、怒りを感じたときにはまず怒りの波をやり過ごしてから、自分が本当に期待する現実を実現するにはどうしたらよいかを考える。

さすがに現役の教師だけあって、研修会では、プロセスを身につけるとその後の人生に役に立つことを生徒にどう伝えるかも含めて、わかりやすく解説していた。

第2章

内なる輝きを発見！

自信を育み、価値を認める

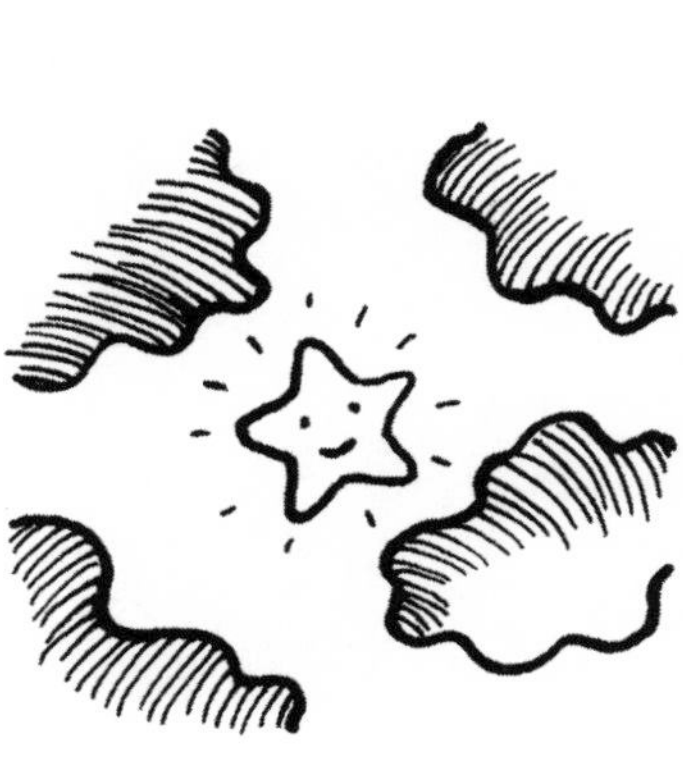

長所に目を向けて、自分を再発見

褒められたうれしさで前向きな気持ちに

　ある集まりで、ずいぶん久しぶりに会った後輩の医師から、時間の使い方を褒められてとてもうれしい思いをしたことがある。その医師がまだ駆け出しだったころの体験で、先輩だった私がちょっとしたすきま時間を見つけ、できる仕事をしている姿を見て、とても憧れたのだという。

　私自身は意識しないでそうしていたのだが、後輩からあらためて褒められて、若いころからなるべく効率的に時間を使おうとしていたことを思い出した。医師に限らず一定の時間の中でたくさんの仕事をこなさなくてはならない場面は少なからずある。そんなとき、いくつかの仕事を同時並行的に進めようとすると、力が分散してうまくいかないことが多い。

　だからと言って、ひとつずつ順番に仕事を片付けていたのでは時間がかかってしまう。そのような場合、優先順位をつけて一番大切な仕事に集中して取り組むようにする。それでもずっと続けて仕事ができるわけではない。次のステップに進む前に少し待たないといけないすきま時間が生まれる。そのときに短時間で取り組める簡単な仕事や課題を処理するようにすると、作業を効率的に進められる。

私は意識しないでそう対応してきたが、後輩から褒められて自分の良さを再発見できたようでうれしくなった。

誰もがこのように意識しないまま上手に工夫できていることがあるはずだ。職場や学校、家庭で意識できていない良い点にまわりの人たちが気づいて声かけができると、本人の自信が高まるし、場の雰囲気も明るくなって前向きの気持ちが生まれてくる。

良い面、価値ある面に目を向ける

私がアメリカに留学したとき、最初に働いた病棟の診療録を見て不思議に思ったことがある。日本の診療録では見たことがない記入欄が目に入ったからだ。そこには「アセット（asset）」と書かれていた。

アセットには資産という意味がある。アメリカでは患者の経済状態まで診療録に書くのかと同僚に聞いてみたところ、そうではなく、その人の長所や強みを書く欄だという。

たしかに、アセットには、価値のあるものとか資質という意味もある。診療録に、その人の良い面、価値のある側面を書くのは驚きだったが、その一方で妙に納得できた。

医療者は、学生時代から病気に目を向ける訓練を受けてきている。体にしてもこころにしても、不調があれば、その原因を明らかにして治していくのが医療者の役割だと考えている。それはそれで大切な考え方だが、それだけでは病気の治療として十分ではないことを、この体験で気づかされた。

部品を簡単に交換できる機械とは違って、人間の体は完全に元通りに治せることは少ない。治療をしても、多かれ少なかれ不具合が残ることが少なくない。そのときに大事なのは、不具合をカバーするように働く健康な部分だ。

病の体験者が自分らしく生活するためには、不具合を治すだけでなく、健康な部分の働きに目を向け、その力を今まで以上に生かせるように工夫する必要がある。こうした発想は、体の健康以上に、こころの健康のために大切な考え方で、日本に帰ってきてから診療場面で意識している。

関心を向けることで自信　新しい生活へ

刑事施設で働いている人の報告を聞く機会があった。私が専門にしている認知行動療法を使った支援法について検討する勉強会でのことだ。

そこで報告した人は、違法薬物を使って逮捕された入所者たちの更生を支援する仕事をしている。当然のことだが、入所者は、刑期が終わるまで施設のなかで過ごさなくてはならない。話を聞いたのはコロナ禍の時期で、私たちが経験した自粛生活と重なり、その閉塞感を思った。

更生プログラムを実施すると、入所者は意識して関心のあることをするようになるという。知人に手紙を出すようになる人もいれば、写経を続ける人もいる。関心のあることを日課にすると、生活態度が規則的になる。その生活態度が周囲から評価されるようになり、それが励みになって規則正しい生活を続けることができる。出所後、支援施設や当事者のグループに参加すると、再び違法薬物を手にすることが減るとも聞いた。

刑事施設という閉塞された空間でも、関心のあることをして時間を有効に使い、その空間から解放された後も他の人たちの助けを受けるなど、工夫して自分らしい生活を送っている人たちがいる。背景こそ違っても、私たちにも参考になると考えながら話に聞き入った。

辛抱強い積み重ねで自分らしい生き方

私は成人式の経験がない。成人になったときには大学浪人をしていて地元を離れていたうえに、精神的にも成人式に出るような余裕はなかった。自分がその先どのような方向に進めるのかまったくわからず、将来は灰色の霧に覆われているようだった。

コロナ禍で自粛していた成人式が、多くの自治体で再び実施されるようになったというニュースを目にしたとき、開催されてよかったと思う反面、ちょっと羨ましい気持ちになった。出席している若者は、将来に夢を持って生きているように見える。仲間と一緒に楽しそうに談笑している姿が眩しい。一人でぽつんと受験勉強していた自分と、つい比べてしまう。

でも、そうしたなかで受験勉強を続けていた自分を褒めたくなる自分がいることに気づいた。楽しそうな表情をしてテレビの画面に映っている若者たちも、つらい思いをすることもあるだろう。いや、今つらい思いをしていて、仲間との出会いにこころを癒やされているのかもしれない。

私も、大学受験浪人時代はつらかったと言いながら、それを許してもらえる環境があった。精神的に支えてくれる家族もいた。

誰もがそれぞれに、楽しい時間も、厳しい時間も体験している。そうしたなかで、その時その時に自分ができることを辛抱強く積み重ねていくことで自分らしい生き方ができるようになる。これから先もそうした生き方をしていきたいと、あらためて考えた。

悩んでいるとき、現実に足を踏み入れて

恩師ベック先生　温かい好奇心で寄り添う

私の恩師で認知行動療法の創始者のアーロン・ベック先生が２０２１年に亡くなった。訃報が届いたのは11月1日の夜だった。この年の7月に１００歳の誕生日を迎え、親しい専門家がアメリカやイギリスなどから十数人集い、オンラインの誕生会でお祝いしたばかりだった。

誕生会にはもちろんベック先生も顔を見せて発言もしたのだが、しばらく前に骨盤を骨折したということで横になっての参加だった。ずいぶん前から目も見えないが、体が不自由でもみんなと交流し、意見を交わす精神力は驚くばかりだった。そうしたことができるのは、何ができないかではなく、何ができるかに目を向けることができているからだろう。まだまだ活躍してもらえると期待していただけに心から残念に思った。

そっと目を閉じると、１９８７年に初めてベック先生に会った場面が浮か

んでくる。すでに世界的に有名になっていた先生のオフィスはごく狭く、質素な感じがした。アメリカ人にしては小柄なベック先生は、私がアメリカに来て勉強をする理由や背景について質問し、それに対する私の話にじっと耳を傾けていた。そのときはすでに60歳代半ばだったと思うが、年齢を感じさせない好奇心の強さを感じた。

それも、目の前にいる私という人間に対する温かい好奇心だ。話をしているうちに、著名な大先生に会えるという興奮が自然におさまり、それまでの緊張が解けてくるのを感じた。親しい人と部屋の中で二人、親しく話し込んでいるような気持ちにもなってきた。

そのようなこころの状態を自然に作り出せるところにベック先生の医療者としての、そして人間としての素晴らしさがあるが、それを可能にするのが人間的な好奇心だ。それは、相手の人に寄り添いながら、どのようにすればその人が先に進んでいけるかを感じ取り、自然な形で必要な手助けをしていく、人間的なこころの姿勢だ。

そうしたベック先生との体験は、医療者としてはもちろん、社会人としての私の人間関係の持ち方に、今でも大きな影響を与えている。

「肌で体験することが大事」

ベック先生の死は、日本でも大きな反響があり、先生の死を報告した私のツイッター（現在はX）のインプレッションは1日あまりで20万にも上った。ベック先生にはいろいろなことを教わったが、なかでも「肌で体験することが大事だ」という言葉はずっと私のこころのなかに残っている。

私たちは現実的に考えているようでいて、実際は自分で作り上げた仮想の現実のなかに生きている。その仮想の現実と実際の現実の乖離《かいり》が大きくなることで悩みが生まれてくる。だから、悩んでいるときには、意識して現実に足を踏み入れ、自分の考えを検証することが大事だというのだ。

私たちが想像のなかに生きているということを感じたのは、アメリカに留学して世界的に著名な精神科医たちと交流したときだ。日本で勉強しているときには、論文や著書でしか触れることができなかった人たちだ。

ベック先生もその一人だが、そうした人たちに実際に会えるとなると、どのような話をすればよいかと考えて身構える。しかし、少し交流しているうちに、空想から離れて現実のその人がわかってくる。その人たちもごく自然に話をし、行動し、冗談を言う。ときに失敗もする。考えてみれば当たり前だが、結局はひとりの人間だ。

肌で体験すると、このように空想が現実に変わり、普通に付き合えるようになる。ただ、そうした人たちは皆、とても人間的でやさしい普通の人だった。そのことに気づいて、私も、少しでもその人たちのような行動をまねたいと考えた。

不安はあっても思いきって行動

新しい行動を起こそうとするときによくない可能性を考えるのは、こころの防衛反応だ。経験したことがない状況に足を踏み入れるのだから、よくないことが起こる可能性を考えて準備をしておかなくてはならない。楽観的に考えていると、思いがけないところで痛い目に遭うかもしれない。

その一方で、そうした考えのためにせっかくのよい機会を逃してしまうこともある。そのときには、行動に伴って起きる可能性のある利点と危険を考えて判断するようにする。

ただ、そのときも、危険を大きく考える傾向があるので、思いきって行動した方がよい場合も少なくない。

思いきって行動したおかげで、世界的に知られた精神科医と交流できたし、認知行動療法の創始者のベック先生に会って教えをこうこともできた。不安はあっても思いきって行動することの大切さを、いまさらながら感じている。

自分が大切にしていることを意識する

スプーン1さじのお砂糖があるだけでお薬を簡単に飲める!

これは、私が監訳に取り組んだ書籍の中で紹介されている、映画『メリー・ポピンズ』の一節だ。少しでも良いことがあればつらいことも頑張ることができるという意味で使われている。

この書籍とは、アーロン・ベック博士が仲間と一緒に著した最後の書籍『リカバリーを目指す認知療法』（岩崎学術出版社）だ。リカバリーという精神医学の用語は、ハンディキャップを抱えながらも自分らしく生きていける状態を意味している。

現代の医療で、すべての疾患を治療はできない。最先端の治療をしても、身体的にも精神的にも不具合が残ることが少なくない。その不具合に目を向けるのではなく、自分らしく生きていけるように手助けするヒントがこの本には書かれている。

そのなかに冒頭の一節が紹介されていた。生きていく過程では、誰でもいろいろとつらい体験をする。こころが折れそうにもなる。そのときに、少しでも達成感や楽しみを感じられる体験ができると、つらい体験を乗り越えて先に進めるようになる。自分が本当に大切にしていることを意識することが大事だとベック先生たちは書いている。

それも大きな夢ではない。信頼できる人たちとの交流、人への手助け、仕事や勉強など、自分が大事にしていることの喜びを忘れないようにすることだ。原書を片手に監訳の作業を進めるのはときに負担でもあったが、この一節に出合って大切なプレゼントをもらったと感じた。

こころのクセを上手に利用

見方を変えれば短所も長所

仕事柄、私は取材を受けることが多いが、あるとき取材をしている人から、人と話すのが苦手だと打ち明けられたことがある。

取材中は自然な感じで会話が進んでいたこともあって少し驚いたが、そう言われてみるとたしかに少し緊張しているように見えなくもない。ただ、取材を受けている私の立場からすると、必ずしも悪い印象は受けなかった。むしろ緊張感が相手に対する配慮のように感じられて、良い感じで話をすることができた。

私たちは、あることが苦手だと思うと、うまくできていないように思える面に目を向けてしまう。スムーズに言葉が出てこなかったことや、話が行きつ戻りつしてしまったことなどが気になって、自分を責める気持ちになる。

しかし、スムーズに言葉が出なかったことで、会話にためが出てきていることもある。相手は、その時間的すきまの時に、考えをまとめたり、振り返りをしたりできたりする。トントン拍子に会話が進まないことで、話している内容を多面的に考えることができたりもする。

思うように会話できないときは、失敗ではなく、話を深めるように無意識に心が手助けしているようにも思える。わかったつもりにならないで立ち止まるようにというこころのメッセージかもしれない。失敗のように思えることには、それなりに意味があるのだろう。

欠点のように思えることも、見方を変えるとじつは長所だということが少なくない。自分に対して多面的な見方ができると、気持ちが楽になるし、本来の力を発揮できるようになる。

性格の欠点を生かしながら

自分の性格を振り返ってみると、どうしても良くない面が目につく。そのためだろうか、性格を変えたいと考えている人はたくさんいるようで、性格を変えられるということを題材にした本を目にすることも多い。

でも、性格はそう簡単に変えることはできない。このように書くと、自分の良くない性格はどうすることもできないのかと悲観的に考える人がいるかもしれないが、決してそうではないと私は考えている。

良くないように思える性格にも、必ず良い面がある。その良い面を生かす方が、良くない性格を変えようとするよりずっと現実的だ。

きちょうめんな人は細かいところまで気になって頑張りすぎる傾向がある。少しでもうまくいかないことがあると、気になって、心が休まらない。「こんなこと、すべきではなかったのに」と考えて自分を責めることも多い。いわゆる「べき思考」に縛られてしまってつらくなるのだ。

しかし、その逆がよいかというと、決してそうではない。「べき思考」が身についていない人は、少し困ったことが起きると諦めてしまう。取り組んだことがうまくいかず、結局は自信をなくしたり、他人からの評価が下がったりする。

「べき思考」に縛られて自由に考えられなくなるのはもちろん問題だが、

「べき思考」ができるからこそ頑張って自分の力を発揮することができる場合も多い。内気な性格の人ならば、慎重さが役に立つ。

自分の性格の特徴を意識して、その時、その場面に合わせてうまく性格を生かせるようになることが大切なのだ。

さみしがり屋の性格に救われた

新学期が始まる時期になると、中学校時代に感じていた心細さがよみがえってくる。わずかな変化なので表現するのは難しいが、体に刻み込まれた感覚的な不安のように思う。成績がどん底だった私には、学校に行くことが負担だったのだろう。

自分に自信が持てないとき、新しい環境に足を踏み入れるのは不安になりやすい。長期の休暇の後、精神的に不安定になり自分を傷つけたり命を絶ったりする思春期の若者が多いというのは、わかる気がする。

そこまで自分を追いつめることはなかったが、親元を離れて下宿生活をしていた私には、再び単身下宿生活を始めるのは心細かった。しかしそのさみしがり屋の性格が助けになっていたのだろうと、今になって考えている。

さみしがり屋の私は、学校で友達と会えるのがうれしかった。校庭を一緒に走り回り、たわいのない話をして笑う。私はそれを頼りに学校に行っていたところがある。

授業が終わり下宿に帰ってから、下宿のおばさんが何かと声をかけてくれたのもありがたかった。その家の小さい子どもたちと一緒にテレビのマンガ番組を見るのも楽しかった。さみしがり屋の性格のおかげで、孤立せずにすんだ。

人は誰でも独自の性格を持っている。その性格に良い悪いはなく、それを生かせるかどうかが大切だ。私が「無くて七癖こころのクセ」という動画をユーチューブにアップしたのは、そうした思いを伝えたくてのことだ。

無理をせず、こころのなかを振り返る時間を持つ

私の場合は、救ってくれたのが学校だった。学校に行くと友だちに会える。

勉強はできなかったが、仲間と一緒に楽しい時間を過ごすことができた。一人が苦手でさびしがり屋という、短所のように思える私の性格が、私を救ったのだと考えている。

逆に、学校に行かないことを選択する若者もいるだろう。人と交わるのが苦手だったり、学校の環境が合わなかったりして、自分一人で生活するのを選択したくなる人がいることは十分考えられる。そのときには、無理をしないで少し様子をみた方が良い場合もある。

周囲は、他の若者と同じ生活を送ってほしいと考えて学校に行くように勧めたくなるかもしれない。気持ちもわからなくはないが、自分に合わないことを無理にしようとしても精神的にすり減って逆効果になることがある。自分に合った環境でこころの中を振り返る時間を持ってもよいだろう。

他の人たちと同じ生き方をしなくても、自分らしさを大切にしていれば、時間がかかったとしても自分らしい生き方を見つけられる時期が訪れるはずだ。そうした若者の力を信じることも大切だと私は考えている。

こころの力を信じて

解決を焦らず、心配してくれる人を思い浮かべる

以前、アナウンサーとして活躍した小川宏さんとテレビ番組で対談したことがある。小川さんはうつ病になった経験があった。借金の保証人になっていたため、ほとんどの財産を失ったことがきっかけだったという。

それまで自分はストレスに強いと考えていた小川さんは、自分のこころの変化をなかなか受け入れられなかった。そのような状態が続いていたある日の早朝、小川さんは踏切まで行き自ら命を絶とうとする。

電車が近づいてきて足を踏み出そうとしたその瞬間、小川さんのこころのなかに家族の姿が浮かんだ。同時に、自ら命を絶つことを戒める発言を続けていた先輩アナウンサーの言葉が頭に浮かんだ。出した足を引っ込めると、小川さんの目の前を電車が通り過ぎていった。

衝動的な行動の怖さを感じる話だ。悩んで内向きになっていると目に入ら

ないことが多いが、誰にも自分のことを心配してくれる人はいる。そうした人たちを思い出せれば、自分を取り戻すことができる。今の苦しい状況を切り抜けていく工夫ができるようにもなる。その時どうすることもできないように思えたとしても、対処の手立てが見つかる可能性は十分にある。時間がたてば状況も変わる。解決を焦らないことだ。

命を絶とうとする人は、それがただひとつの解決策だと思い込んでいる。しかし落ち着いてまわりを見渡してみれば、解決策はいくつもある。一人だと思っていても助けてくれる人はいる。小川さんの話から、思い込みから距離を置いて考え直すことの大切さが伝わってきた。

大切な人のつらさを理解できない苦しさも

小川宏さんのうつ病体験のビデオには、小川さんの妻も登場している。自室に閉じこもりがちになった夫を心配し、将棋盤やカラオケセットを買ってきて励まそうとする。ますます閉じこもりがちになるのを見て、戸惑っている様子が見事に映し出されていた。

うつ病に限らず他の人のこころの体験は、まわりからは見ることができない。小川さんが自ら命を絶とうと考えて踏切のそばに立っていても、すぐそばを通り過ぎる人にはそれが見えていなかった。

精神的に追いつめられている人は、自分の体験を言葉で説明するエネルギーがなくなっている。そのために誰にもわかってもらえないという思いだけが残り、ますますつらさがつのる。

その一方で、まわりにいる人たちは心配な気持ちでいっぱいになりながら、大切な人のつらさを理解できない苦しさが続く。互いのことを思いながらわかりあえず、さらにつらくなるという状態が生まれる。

こころのなかを少しでも伝えられる助けになるのではないかと考え、NPO法人地域精神保健福祉機構（コンボ）に協力して『マンガでわかる！うつの人が見ている世界』（文響社）という本を作った。

精神疾患を持つ人たちとその家族を中心に活動しているコンボが出版している月刊誌「こころの元気＋」に、自分たちのうつのときの体験を書いてもらい、私が簡単にコメントをつけたものだ。実体験にもとづいた話には納得できる工夫がたくさん含まれていて、私にも勉強になった。

趣味の会合で孤独を回避

ある日、自宅のポストに一通の手紙が入っていた。その少し前にある集まりで会話をした、近隣の人の名前が書かれていた。不思議に思って封を開けてみると、仕事を定年退職した人たちの集まりの案内だった。

食事会など仕事を定年退職した人たちの集まりがいくつか紹介されている。自動車が好きな人たちの集まりもある。それぞれ魅力的な会のようで、このような集まりが東京の住宅街で開かれているのが驚きだった。わざわざ教えてくれた人がいることにも驚いた。

かつて流行した「東京砂漠」という言葉が頭に浮かんだ。私のような地方出身者が東京に出てきて感じる孤独感を表現した言葉だ。第3章の「ラビット・イフェクト（うさぎ効果）」で紹介するように、孤独感はこころや体に好ましくない影響を与える。逆に家族や友人、地域の人たちを信頼できると、うつ病になりにくいという研究報告は多い。

私たちが行った国内の自殺対策研究でも、地域のネットワーク作りが自殺を減らす可能性が示されたが、大都市ではそうした取り組みが難しいこともわかった。

ポストに入っていた手紙を読み、東京のような大都市でも人間関係を持てる可能性があるとわかったことは驚きと同時に喜びでもあった。こうした活動の存在を伝えようとしている人がいるのもうれしかった。

１００歳時代といわれる状況の中で、こうした趣味を介した集まりが広く認識されるようになると、高齢になって孤独に苦しむ人が減るだろうと考えた。

人とのつながりでやりがい

しばらく前から、私はスマートウエルネスコミュニティ協議会の健幸アンバサダー養成を担当している。

これは根拠に裏づけられた心身の健康を伝えていく「健幸アンバサダー」と呼ばれるボランティアを育成する取り組みだ。地方自治体はもちろんのこと、最近では大学なども参加するようになった。成人だけでなく「キッズアンバサダー」として子どもも参加できるようにし、年代を問わず広く育成していくようになっている。

毎年開かれているアンバサダーの川柳コンテストで2021年度の優秀賞になった作品「健幸で　広がる笑顔　元気の輪」が表現している、お互いに笑顔で助け合える地域がつくられることを願って活動を続けている。

健康のための活動をした方がよいと頭ではわかっていても、いざ始めようとするとつい億劫になってなかなか手がつかない。そうしたときに、的確な情報が提供されたり仲間がいたりすれば行動に移そうとする人が増えてくる。その中心的な役目を果たすのが健幸アンバサダーで、すでに2万8千人を超える人たちが登録している。

そのなかには自治体の幹部として働き、定年退職した人もいる。市民目線での活動は自治体に所属していたときとはまた違ったやりがいを感じることができるという。加えて、定年退職後も外に出て活動することができるし、高齢になっても人のために貢献できるという２つの喜びを感じられるという。

退職したからといって外に出なくなると、どうしても心身のバランスを崩しやすくなる。定年退職になった後、働いていたときと同じくらいの期間が残っている。そうしたときに、この人のようにやりがいや喜びを感じられる活動ができるかどうかで、定年後の生活の質は変わってくる。

ネガティブ感情も味方に

闘うか逃げるか固まるか　感情には自分を守る役割

市民講演会で話をしたときに、参加者から「うつや不安などの感情に意味があるという指摘がこころに残った」と言われた。講演で私はうつや不安、怒りといった感情は、自分を守るために必要なこころの動きだと伝えるようにしている。

こうした感情は心地よいものではない。不快な気持ちを感じないで済めばそれに越したことはないと、つい考えてしまう。しかし、そうした感情には意味があるのだ。

私たちは危機に直面すると、ファイト・フライト・フリーズの反応、つまり闘うか逃げるか固まるか、いずれかの反応をすることがわかっている。状況を瞬間的に感知して適切に対応しようとする、こころの動きが背景にある。

例えば、相手からひどいことをされたと考えると怒りがわいてくる。するとその相手に自分の怒りをぶつけて自分を守る行動をとる。相手の言うがままにしていたのでは、自分の立場が危うくなってしまう。危険が迫っていると考えると不安になって危険を避けようとする。危ないところに足を踏み入れるのは、決して得策ではない。

大切なものをなくしたと考えると気持ちが落ち込む。仕事に失敗したり病気にかかったりして落ち込むのは、成功や健康という大切なものをなくしたと考えるからだ。そのようなときには、むやみに動き回るよりは動きを抑えて次の手立てを考える必要がある。

それぞれの感情には自分を守るために大切な役目がある。それが強くなりすぎると、かえって自分を追い込むことになる。そのバランスを上手に取れるようになることが、こころの健康にとって大切だ。

波乗り技術を身につける

ネガティブ感情は自分を守るために大切だが、強くなりすぎると、自分はもちろん、相手も傷つけてしまうもろ刃の剣だ。第1章でも述べたが、怒りはエネルギーが強いだけに注意が必要だ。

怒りは、自分の領域に侵入された「ひどい」という考えから生まれる。そのようなとき、こころのエネルギーを高めて自分を守らなくてはならない。何もしないでいると、相手の思うがままに行動して自分の立場はますます悪くなる。だから無意識のうちにこころのエネルギーを高めて自分を守る行動をとる。

怒りに限らず感情は、相手に同じ感情を引き出す。感情を表現するのを抑えているつもりでも、怒りが伝わって相手も腹立たしい気持ちになり衝突してしまう。自分の考えを強く主張しないで我慢するつもりでもトラブルになるのは、このためだ。

そうしたときに役に立つのが、上手に怒りの波乗りをする技術だ。体や考えのちょっとした変化から腹が立っていることに気づいて、怒りの波をまずやり過ごす。深く呼吸をしたり手の握りこぶしに力を入れたりして気持ちを落ち着ける。ちょっとその場を離れて飲み物を飲んだり、それでもおさまらないときは誰もいないところで声を出したりしてもよいだろう。

気持ちを落ち着けたところで自分が伝えたいことをきちんと伝える。そうすることで怒りのエネルギーを自分のために使うことができるようになる。

伝わりやすいネガティブ感情　タイミングを考えて

小学生の孫と一緒に食事をしていたときのことだ。テレビのニュースを見ていたら「消してほしい」と頼まれた。暗いニュースが多くて気持ちが暗くなるからだという。たしかに戦争や犯罪など暗いニュースが多く、苦しんでいる人たちを見ていると、こころが塞いでくる。

一方、スポーツニュースでひいきのチームが勝って喜んでいる人を見ていると、自分がそのチームを応援していなくても表情が緩んでくる。このようにテレビを通してでも、目に入ってくる人の感情が伝わってくる。

感情伝染とも呼ばれるこの反応は、ミラーニューロンという脳細胞の働きによると考えられている。ポジティブな感情よりもネガティブな感情の方が伝わりやすい。怒りの感情がわいたときすぐに不満を口にするのではなく、一呼吸置くことが大事と書いたのもこのためだ。不満を言わないまま我慢しているとますます不満が強くなってくる。必要なことはきちんと伝えるべきだ。しかし伝えるタイミングは考えた方がよい。

怒りを抑えていると、理路整然と話をしているつもりでも、さりげない態度や口調、雰囲気でその感情は伝わってしまう。その結果、相手も同じように腹立たしい気持ちになり、怒りが互いに高まってくる。その悪循環を好循環に変えるためには、一呼吸置いてできるだけ穏やかな気持ちになるようにする。

穏やかになって話をすれば、その気持ちが相手に伝わり、相手も同じように穏やかになる。こうしたこころの動きにほんの少し気を使うと、人間関係がスムーズにいきやすい。

第3章

コミュニケーションの力

人間的交流でこころをつなぐ

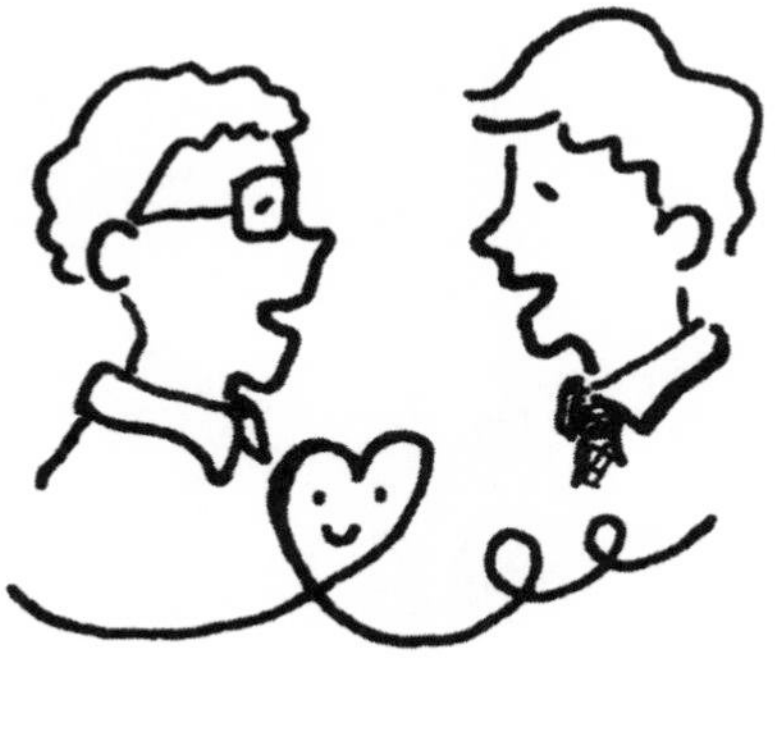

こころを癒やすコミュニケーション

「人薬」でこころが元気に

長い自粛生活を経て、久しぶりに東海道新幹線に乗ったとき、予想以上の人出に驚いた。旅行に出かける人、家族や仲間に会いに行く人など、待ちわびたように出かける人も多かったことだろう。

私は講演を依頼されて出かけたのだが、じつはこの講演会は3年前に計画され、コロナ禍で延期になっていた。主催者の人たちはもちろんだが、他にも知っている人の顔が会場で目に入ってきて、うれしくなった。

「人薬」という言葉があるが、私たちは人と交流するとこころが元気になる。人と話すことで、自分の存在を確認できる。他の人たちから受け入れられていると感じたり、認められていると思えたりすることで、自分の存在意義を感じる。

人と話すことで、自分だけの思い込みから自由になれる。自分の世界から一歩踏み出して新しい世界が目に入ると、思いがけない発想ができたりもする。何よりも、笑顔になれるのがよい。今回もそうだが、久しぶりに会った人の顔を見ると自然に笑顔になる。笑顔になると、心が明るくなる。「笑う門には福来たる」だ。

お互い笑顔になると、会話も弾む。講演会の後も会話が弾んで、楽しい時間が続いた。コロナ禍が続いて、こうした時間が持てなかったとあらためて振り返った。一人暮らしの人たちは大変だっただろうと思う。

企業の人から、在宅勤務が増えたこともあって、若い人たちが職場で気軽に話をする機会が減り、ストレスの要因になっているという話も聞いた。

そうしたストレスの軽減には、職場の上司や同僚など、周囲の声かけが役に立つ。人との交流それ自体にこころを癒やす効果があるのだ。

聴衆とこころのなかで会話しながら

２０２３年12月初めに日本認知療法・認知行動療法学会が広島市で開かれ、

私は市民公開講座や特別講演を担当した。仲間と一緒に同学会を立ち上げたのは23年前。会員数は百人に満たない小さな集まりだったが、今では千五百人を超す大きな学会になった。

ホームグラウンドの学会で会員と一般の方に向けて話ができるのはうれしいかぎりだが、私は人前で話をするのが苦手だ。

特に話し始める前はきちんと話ができるだろうかと考えて緊張する。話し始めて参加している人の顔が少しずつ目に入りだすと、気持ちが落ち着いてくる。

以前、NHK厚生文化事業団で無料貸し出し用のうつ病のDVDを作ったときのことを思い出す。そのなかで精神疾患のために働けなくなった人が再び働けるように手助けしている木村さんと認知行動療法の考え方を使った面談をした。

木村さんは自身もうつ病に苦しんだことのある人だ。その体験から選んだ仕事だが、木村さんも研修会などで話をするときに緊張するそうだ。だから遠くに座っている人に目を向けて話し始める。そうすればうつむきがちにならないで済む。

話を聞きながらうなずいている人がいるともっとよい。次第に聴衆と会話しているような心持ちになり、緊張が解けてくるという。話をする相手が多くても、一人一人と対話する感覚を大切にするという木村さんの発想がとても印象的だった。

この話から私は、講演は一方的に情報を提供するだけのものではないことを学んだ。聴衆とこころのなかで会話をしながら自分の知識を伝えていくのが講演だ。木村さんの話を思い出すようにすると、講演の緊張が解けて会場のぬくもりが心地よく感じられるようになる。

「うさぎ効果」に注目　安心できる関係づくり

ＮＨＫの大河ドラマ『どうする家康』の影響だろう。徳川家康が寅年生まれかうさぎ年生まれかという議論を耳にした。家康は虎が好みだったようだが、猛々《たけだけ》しい虎がよいか、かわいいうさぎがよいかは、人によって好みが分かれるところだ。

この話を聞いてアメリカで最近話題になっている「ラビット・イフェクト（うさぎ効果）」が頭に浮かんだ。１９８０年代後半に報告されて注目されるようになった研究成果だ。

アメリカで心臓疾患にかかる人が多いのは、脂肪分の高い食事をとる人が多いからだとされている。これを検証するため、うさぎに脂肪分の高い食事を食べさせて、心臓に好ましくない影響を与えるかどうかを調べた。

その結果、高脂肪食と心臓疾患の発症が関係していたが、不思議なことに、脂肪分の高い食事をとっても健康な状態を保っている一群が存在していることがわかった。疑問を持った研究者が原因を調べると、そのグループの担当者がうさぎを抱きあげたりなでたり、話しかけたりしていた。担当者から愛情を注がれていたうさぎは、高脂肪食を食べても健康でいられることがわかったのだ。

別の研究では、孤立した状態の人はたばこを毎日1箱吸うのと同じような悪影響が体に表れることもわかってきた。一方で親しい人や地域と意味のある交流ができている人はうつ病になりにくいという報告も少なくない。

コロナ禍で人間関係が希薄になりがちだったが、健康に生きていくためには、安心できる関係を続けられるよう工夫していくことが大切だ。

人間的な触れあいの大切さ

新型コロナ感染症が拡大した最初の年、大学の授業はオンラインが主流になったが、翌年になると、対面授業の割合が増した。収束が見通せない中、大学は感染対策にずいぶん気を使っただろうが、大学生のこころの健康を守るためにはこうした工夫も必要だった。

オンラインの授業ばかりだと、地方出身の大学生は新しい友だちをつくることができない。借りているアパートに住むこともなく、結局は地方での生活を続ける人もいるという報道は、同じ地方出身の私には気がかりでならなかった。

信頼できる人との人間的な触れあいがこころの健康に大事であることを示

した実験は多い。

なかでも興味深いのが、親しい人にやさしく手を握られたときの脳の反応を調べた実験だ。悩んでいるときの脳を調べると、前頭葉の考える部分が活発に動いている。

だからといって、良い考えが浮かんでくるわけではなく、あれこれ良くない考えが頭を駆け巡っているだけだ。まさに「下手な考え、休むに似たり」の状態で、脳が暴走しているのだが、自分で止めるのは難しい。考えないようにするとますます加速する。

そうしたときに、信頼できる人にやさしく手を握られると、活発すぎる脳の働きが静かになる。一方で、関係のない人に手を握られても、脳の暴走は止まらない。

年齢にかかわらず、私たちは安心できる人と一緒にいるからこそ、こころがやすまる。新型コロナを通して、私たちはこうした人間関係の大切さをあらためて認識することになった。

オンラインとリアル　使い分けて充実

最近はオンラインで参加できる学会や勉強会が一般的だ。そのおかげで参加者も大幅に増えている。

オンラインだと、自宅や職場から関心のある発表だけを選んで聴講できる。それだけ専門家のスキルアップの機会が増えているといえる。新型コロナウイルス感染症が拡大して不自由なことが増えたが、オンライン開催は逆にコロナ禍だからこそ可能になったといえる。

じつはコロナ以前も、私のまわりには全国の仲間とオンラインで勉強会を開いている人がいた。全国レベルで勉強できるのは魅力的だと考えて操作方法の説明を聞いたこともあるが、まったく理解できない。だから、高齢の私には縁がないことだと考えていた。

しかし、コロナ禍で移動を自粛しなくてはならなくなって、私もやむをえずオンラインの勉強会を開くことにした。

そうすると、意外に使い勝手がよいことがわかった。今は、デジタルツールが苦手な人でも使えるような配慮がいろいろとされている。考え過ぎないで実際に試してみることの大切さを実感した。

研修会や個人的な交流でもデジタルツールを使うことが圧倒的に多くなった。おかげで、「ドラえもん」のどこでもドアのように、瞬間移動もできるようになった。

以前に、同じ日に東北と九州で講演の約束をしたことに、予定日にかなり近づいてから気づいて、平謝りに予定を変えてもらったことがある。今では、同じ日でも時間さえ違えば、オンラインツールを使って講演できる。私たち人間は、つらい状況があっても、このように工夫をしながら生き延びてきた。

考えてみれば、私が若いころは自動車にエアコンなどなく、暑い日は窓を開けて走っていた。部屋にエアコンはなく、日中に寝て、少し暑さが和らぐ夜に起き出して勉強したりもしていた。生活環境は大きく改善したが、変わらないのは人間的なぬくもりの大切さだ。

リアルに人に会って意見を交換する温かさも捨てがたい。ちょっとした立ち話でも、顔を見ながら話をすることで、言葉を超えた情報が手に入る。これからは、リアルでの交流とデジタル的交流を効率的に併用することが大切になる。

距離感のコントロールに注意

オンラインの講演の最初のころは、慣れないこともあって、聴衆の反応に気を配りながら気持ちのキャッチボールをするリアルの講演との違いに戸惑いを感じていた。慣れてくると、まわりの反応に気を配らないですむぶん、気楽に話せるようになってきた。

話のなかに冗談も入れるようになって、聴衆の反応を想像しながら話せるようにもなってきた。深夜ラジオのパーソナリティーになったような気持ちになると、スムーズに話せることにも気づいた。

その一方で、自分が一人で悦に入っているのではないかという不安も感じるようになった。

オンライン診療の解説記事を読むと、きちんとした服装をして、姿勢を正して話をするように書かれている。オンラインカウンセリングも話しているうちに気持ちが緩んで、対面だったら話さないことまで話題にするようになると耳にする。画面を通して話をしているうちに、物理的な距離だけでなく、心理的な距離もあるように錯覚して、話しすぎてしまうのだろう。

こうしたことは仕事の会議などでも起こる可能性がある。会議室の話し合いであれば、その場の雰囲気を感じることができて自分の気持ちや話し方をコントロールしやすい。しかし、そのような雰囲気を感じられないと、話に適度にブレーキをかけることが難しくなる。言葉にならない人間関係の機微を感じる。

やりとりは相手のことを考えて

言葉以外の交流にも意識を向ける

コミュニケーションに言葉を使ってやりとりする言語的コミュニケーションと、態度や雰囲気を通して伝えあう非言語的コミュニケーションがあることはよく知られている。

会話が苦手だと考えている人は、言語的コミュニケーションにばかり目が向いて、結果として上手に話せなくなっていることが多い。上手にしゃべろうとすればするほど、うまく話せていないところに目が向いて、さらに話がぎこちなくなってしまうのだ。

精神医療の専門家でも話し上手な人はそんなに多くない。私も話すのが苦手で悩んだことがある。それで精神医療に関係する仕事を選ぶことになったのかもしれない。

また、言葉の使い方に意識が向きすぎて言葉以外の交流に目が向かなくなり、悩んでいる人の手助けがうまくできないことがある。非言語的なコミュニケーションの大切さを感じるのはそうしたときだ。

私は患者さんと話をしているとき、お互いに表情が緩んで自然に笑顔が出てくるようになると安心できる。対話がかみ合ってお互い安心できる雰囲気になって笑顔を浮かべる余裕が生まれていると考えるからだ。そうした雰囲気になると、話をする方はこころのなかで考えていることを口にしやすくなる。

話を聞く方は言葉の裏にある気持ち、つまりこころにまで気を配りながら耳を傾けられるようになる。その結果、相手の気持ちや考えに寄り添い自分の考えを伝えあうことができるようになる。

人と話をするとき非言語的コミュニケーションにまで意識を向けて聞き上手になることが、話し上手になるコツだ。

同じ方向に進んでいく気持ちで

自分は話し下手だといって悩む人は多いが、日常会話で立て板に水のようによどみなくしゃべれることがよいわけではない。

むしろ相手の話に耳を傾けて、一緒に考えていくことで相手は、話してよかったという気持ちになる。

ずっと前の話だが、高額な買い物をしようとして、担当者の説明を受けた。優秀なセールスマンのようで、自信を持って説明をしていた。しかし、あまりにスムーズに話されたため不安な気持ちになった。

最終的にその商品は購入しなかったが、躊躇《ちゅうちょ》した理由はそれだけではなかった。断った後のことだが、その人は、少し「押す」ような話し方を意識的にしたと言っていた。押すことで私が折れて購入すると考えたようだ。私は、そうした相手の態度に反発を覚えた。

私たちは相手から考えや行動を押しつけられると、反発するか逃げ出すか、どちらかの反応をとる。無意識的に相手との距離を取って自分を守ろうとするのだ。押しつけられるのは、自分の領域に無断で踏み込まれたのと同じだ。ウクライナがロシアに対して戦って領土を守ろうとするのと同じように、戦うことで自分を守ろうとする気持ちになる。

それと同時に、相手に支配されて自分の自由が奪われるのではないかと考えて、不安な気持ちになる。すると、危険な状態から逃げだそうとするこころの動きが生まれてくる。このような状態にならないでお互いに同じ方向に向かって一緒に進んでいく気持ちになるためには、聞き上手になる工夫が必要だ。

責められていると受け取られないように

「3回質問を続けたときには気をつけろ」

精神医療での面接のポイントをまとめたアメリカの書籍に書かれていた言葉だ。会話をしていて相手の説明がわからないときに質問するのは、当然のことだ。わからないことを尋ねて説明してもらい、理解できればお互いの関係も深まる。

反面、質問をするということは、相手の説明や行動がわからないと伝えることでもある。「わからないから説明してほしい」と言っているのだ。

そして3度目の質問。「まだわからない。きちんと説明してくれないか」というメッセージになる。どうしても相手の答えや対応が不十分だと責める雰囲気が強くなってきやすい。

質問を続けると、意識しないまま相手を責めているかのように受け取られる可能性があることを意識して、相手の様子を見ながら丁寧に行ってほしい。その書籍には、相手がノーと答えるような質問を続けるのも好ましくないと書いてあった。「いいえ」と答えているうちに、お互いのこころの距離があいていってしまうからだ。

もちろん、わかっていないのにわかったふりをしてその場をやり過ごすと、後で大きな問題になることもある。そうしたことを避けるためには、何度か尋ねて、わかるように説明してもらうことが大切なのはいうまでもない。

相手の負担を考えながら会話を進める

精神医学の専門書に、閉じた質問と開いた質問の使い分けの大切さが書いてあった。閉じた質問というのは、「あなたは働いていますか？」など、相手が「はい」か「いいえ」かのどちらかで答えられる質問だ。それ以上答える必要がなく、話が閉じる。

一方、開いた質問というのは、「あなたはどのような働き方をしていますか？」など、説明しなくてはならない質問だ。質問をされた人が主体的に考え話をすることができるようになり、会話に新しい展開が生まれてくる可能性が高い。そのため、一般的には、開いた質問をして相手に答えてもらいながら話を展開していくのが望ましいといわれることが多い。

しかし、その本には、こころが疲れている人には、閉じた質問を使った方がよい場合があると書かれている。こころが疲れているときには、思考力が落ちているので、開いた質問に的確に答えることができない。そのために上手に説明できないと、ますます自信をなくすことになるので、閉じた質問を使う方がよい。

思い出したのが、留学中にサンドイッチを買うときに苦労していた体験だ。アメリカでは、パンのほかハムやチーズの種類を尋ねられることがあった。

英語がさほど得意ではなく、食材の知識に乏しい私には、考えて答えるのが苦痛だった。日本の出来合いのサンドイッチが懐かしかった。

前者が開いた質問、後者は閉じた質問になる。そのことを思い出しながら、相手の負担を考えながら質問をすることの大切さを再確認した。

信頼し寄り添うことの大切さ

「聴き上手ボランティア」 つながりを通して元気に

宮城県女川町の健康づくり講演会に招かれて、しばらくぶりに町を訪問した。東日本大震災の後に毎月訪問していた縁で呼んでいただいたのだ。

震災後しばらくして私は毎月、宮城県女川町を訪問するようになった。その目的は、地域の人たちが互いに相談に乗る「聴き上手ボランティア」活動を手伝うためだ。

多くの人がこころに傷を負った震災の後は、外部の専門家の治療的な関わり以上に、地域の人たちがお互いに信頼し寄り添い合うことが大事だ。地域の人たちがそう考えて始めた、地域の活動だ。

そのなかで私は、相談し合うことの大切さや聞き上手になるコツなどを専門的な立場から伝えていった。活動を通して地域の人たちの交流がお互いのこころの健康を高めあうことを体験したこともあり、その後、「スマートウエルネスコミュニティ協議会」という産官学で構成されている団体の「健幸アンバサダー」養成を担当するようになった（第2章参照）。

女川町では、「聴き上手ボランティア」の人たちが開いていた「お茶っこすっぺしの会」に加わらせてもらい、人と人のつながりを通した復旧、復興支援の手伝いをした。

この会では、町民が集まってお茶を飲みながら郷土のお菓子を食べ、おしゃべりしたり歌ったりした。「大野先生のちょっと良い話」と題して専門の認知行動療法の考え方をわかりやすく紹介もした。みんなと一緒に過ごす時間は、私にとってもこころの栄養になった。

東日本大震災が起きた直後、私は自分が書いていることが役に立っているのか自信が持てず筆が進まない時期があった。連載中の「こころの健康学」も、実際に被災した人たちの役に立っているのかどうか不安だった。

そうしたなか、女川町を訪問して町民と話をするようになった。一緒に活動していることを感謝されたり「こころの健康学」の内容を褒められたりすると、自分が役に立っていると感じられるようになった。

このような体験を通して直接お互いに顔を見て交流することがこころの健康にとって大事だということを、私自身が実感できた。女川町の人たちも交流の大切さを感じ、聴き上手活動を日常生活で実践してきた。それが今回の講演会につながり、うれしい気持ちになった。

幸せな気持ちをお裾分け

女川町の健康づくり講演会は、最後に参加者全員が聴き上手ボランティアのハーモニカに合わせて「ふるさと」を歌って幕を閉じた。

皆が歌い始める前に、ハーモニカを吹いた人が、自分が震災後に体験したことを話した。

その人が避難所を訪れると、被災した人たちが積み重ねられた布団に寄りかかって力なく座っていたという。聴き上手ボランティアの人がハーモニカで「ふるさと」の曲を吹き始めると、ひとりの女性がそれに合わせて歌い始めた。

曲が終わるとその人はハーモニカを吹いた人に「被災してから一言も出なかったが歌は歌えた」と感謝の気持ちを伝えた。その言葉を聞いてハーモニカを吹いた人は、自分が役に立てたと感じ、この活動を続けようという気持ちを強くしたという。

私たちは助けられるだけではなく、同時に相手を助けているということがよくわかるエピソードだ。悩みを抱えて誰かに相談したいと考えたとき、相手に負担をかけるのではないかと思いためらう人は少なくない。しかし私たちが一番幸せになれるのは、人の役に立ったときだ。

相談を受けた人は、自分が話をすることで、悩みを抱えた人が安心したり喜んだりする様子を見て幸せな気持ちになれる。相談することは負担を押しつけるのではなく、幸せな気持ちをお裾分けする行動でもある。お互いの気持ちに耳を傾けるようになれば、幸せな環境が生まれる。

これは被災地に限ったことではなく、いつでもどこでも大切にしてほしい。そう思いながら私も「ふるさと」を歌った。

言葉の裏にある思いにも配慮

女川町の聴き上手ボランティア活動の研修では、参加者が指示に従って絵を描き、できた絵を見せ合うという課題があった。言葉だけで伝えようとしても伝わらないことがあるという体験をしてもらう目的の研修だ。

参加した人たちに紙と鉛筆を渡し、月が出ているなか池のそばにある家の前に立った人が渡り鳥を眺めている絵を描くように伝える。指示に従って参加者は思い思いに絵を描いていく。当然のことながら、できあがった絵は人によってずいぶん違う。

月や渡り鳥の位置、家や池、人の大きさや配置、すべてが人それぞれだ。言葉で伝えたことと、絵に表されたイメージの違いを通して言葉にして伝えたことが必ずしも思うようには伝わらないことを体験してもらう。だからこそ、お互いに相手の思いに気を配りながら対話することが大切なのだ。

参加している人たちは笑いながら互いの絵を見せ合った。ボランティアの人たちもこの課題は印象に残っているようで、講演会に呼んでいただいたときもこのときの話が自然に出てきた。

聞き上手になるにはいろいろな要素が関係する。なかでも、相手の言葉に注意を向けるだけでなく何を伝えようとしているのか、言葉の裏にある思いに十分に配慮できるかどうかが大事だ。

研修を受けたからこれがすぐにできるようになるわけではない。研修を主宰する私も日常生活のなかで思いが足りず、反省することがある。その必要性を認識して折々に振り返って調整できれば、少しずつ聞き上手になっていくことができる。

孤立をなくす語らいの場

東日本大震災から12年たった昨年、岩手県の復興を議論するオンライン会議に出席した。現地の専門家は、こころの健康を守り高めるための取り組みの必要性を熱っぽく語っていた。それにしても、行政の担当者を含めて夜の時間に県外の人間を交えて会議をするという現実に、復興がまだ途上にあることを実感した。

私が岩手県でこころの健康の取り組みに参加したのは、東日本大震災の前だ。「自ら命を絶つ人を少なくしたい」という取り組みに共感したのがきっかけで、各地で色々な活動を一緒に進めてきたが、なかでも久慈市のボランティアが始めた「たぐきり」と名づけた集会所を設立するアイデアには驚いた。「たぐきり」は「こころおきなくおしゃべりする」という意味の方言だ。つながりあえる場所つくりが住民のこころの健康を高め、自ら命を絶つ人を減らすことになると考えてつくられた組織は、住民の語らいの場になった。さらに子育て支援の場としても使われるようになり、孤立する人がいない地域つくりに貢献している。

この話し合える場がその後起きた大震災で、地域の復興の役に立ったことはいうまでもない。この体験を参考にして私は、他の地域でも人と人のつながりを育む活動を手伝うことができた。とはいえ、こうした活動を広く地域つくりにつなげるためには時間がかかる。会議ではその重要性を確認し、県のセンターを中心に次に進む道筋を考えていくことになった。

笑顔でこころを明るく

アウトサイド・インの効用

いつも笑顔で話すのが私の良いところだと、親交のある精神科医から褒められた。その精神科医の依頼でユーチューブの対談をしたときのことだ。話が弾んで2時間近くになったが、何度となく笑顔を褒められた。

そう言われれば、人と話すときも、外来での診療でも、自然に笑顔になっていることに気づくことが多い。人と話をするのがうれしいのだ。私は寂しがり屋で、一人でいるのが苦手だ。だから、他の人と一緒にいると、自分が受け入れられている気持ちになって笑顔が出てくるのだろう。

笑顔になると、自然にこころが明るくなる。これは、アウトサイド・インと呼ばれる体とこころの関係だ。アウトサイド、つまり外側の体が変化すると、インサイド、つまり内側のこころが変化する。意識的にでも無意識にでも、笑顔になるとこころが明るくなってくるのだ。

同じように、姿勢を正しくして背筋を伸ばすと気持ちがしっかりしてくる。つらいからといって、暗い表情で背中を丸めていると、気持ちがますます沈み込んでつらくなる。つらいときこそ、少し無理をしても、表情を明るくして背筋を伸ばすようにした方がよい。

ただ、この時の対談は、インサイド・アウトでもあった。親しい人とお互い寄り添いながら話すことで、ウキウキした気持ちになる。独りぼっちではないと思えてうれしい気持ちになる。そのうれしさが外に漏れ出て、表情や姿勢が変化する。前のめりになって笑顔になっている自分がいる。その表情や姿勢が、私のこころを明るくしていた。

伝染する感情　不快なときも穏やかに

子どもの頃、正月の子ども向けの雑誌には福笑いの付録がついていた。目隠しをされた人が、顔の輪郭を書いた紙の上に、目や口、鼻などのパーツを置いていく遊びだ。

顔がおかめやおたふくといった面白い作りになっている上に、目隠しをされたまま置いていったパーツの配置が乱れて、とんでもない顔立ちになる。それを見てみんなで大笑いしていたのを覚えている。

最近どうなっているのだろうと調べてみたところ、子どもたちになじみのあるキャラクターを使って同じような遊びとして残っているようだ。今の時代でも、続いていることを知ってうれしくなった。

それにしても、笑いがこころの健康に大事だと体験的に感じ取って遊びにした昔の人の生活の知恵には感心する。

楽しいから笑うのはもちろんだが、笑顔を作ると楽しくなってくる。楽しい情報を積極的に選び取るようになって楽しい気持ちになってくる。笑顔でいると長生きができるという海外の研究報告もある。笑顔になると、人間関係も良くなってくる。ウイルスだけでなく、感情も伝染するのだ。

日常生活のなかでも笑顔で人に接すると、相手の人の表情が和らいでくる。ギクシャクした関係の人でも穏やかな表情で接すると、表情が穏やかになり関係が改善することもある。逆に険しい表情をすると、相手も険しい表情になり緊張した雰囲気になってくる。私たちの気持ちは、表情とともに周囲に広がっていく。

不愉快なことを話し合うときには、つい厳しい表情になってしまう。そうすると、相手の表情や態度も厳しくなって関係がギクシャクしてくる。そのようなときでも、自分が笑顔で穏やかに話をすると、相手の表情や態度も穏やかになって、温かい関係が生まれてくる。

こころの健康と医療の役割

植物学と精神医学の意外な結びつき

昨年、ＮＨＫの朝の連続テレビ小説『らんまん』を毎回楽しみにしていた。終了したときはちょっとしたロスを感じたほどだ。植物学者の牧野富太郎博士をモデルにしたドラマで、「雑草という草はない」などの牧野博士の言葉はこころに残った。

それに加えて精神科医としても興味を持ったのは、１９８０年に発表されたアメリカ精神医学会の『精神疾患の診断と分類』の第三版が、植物学をモデルに作られたからだ。この分類は、特徴的な症状に基づいて精神疾患を診断する仕組みを導入したことで世界的に注目を集めた。

精神疾患の原因が解明されていないなか、脳の研究を進め、適切な治療法を開発する目的で作られた。そのためにはまず、表に現れた症状を丁寧に観察して分類することから始める必要がある。そこに植物学のモデルが参考にされた。牧野博士が丁寧に植物の形態を観察し現在の植物学の分類につながったように、精神疾患も表に現れた症状を丁寧に観察し分類すれば、個々の疾患の背景にある脳の変化や遺伝子の特徴を解明できるのではないかと期待されたのだ。

それから40年あまり、確かに研究は進んだが、画期的な治療法を開発するにはまだ多くの時間がかかりそうだ。人のこころの動きは脳の働きや遺伝子だけで決まるわけではない。人と人との交流で気持ちが大きく変わることは誰もが体験している。「らんまん」でも人間的な出会いや支え合いが描かれていた。

こころの健康のためには、脳の働きだけでなくそれぞれの人が置かれている環境まで考える必要があることを、再認識したドラマだった。

診断や病名、不調に苦しむ人の助けに

精神疾患の本態はまだ解明できていない。すると精神疾患は存在するのか

という疑問が生まれてくる。うつや不安といった感情は誰もが体験する。それが「病的」かどうかは、どのように判断すればよいのか。そもそも「病的」な感情や不安はあるのか。

こんなことを考えたのは、何か社会的な犯罪が起きると、必ずといっていいほどに、その人の言動から精神状態を「診断」して精神疾患の病名をつけようとする傾向があるからだ。その結果その病名が一時、話題になったりすることもある。

誰にでも言動の偏りはある。それが「病的」かどうかを判断する客観的な指標はまだ確立していない。それでも病名をつけて診療するのは、その状態に苦しんでいる人がいるからだ。私は、心身の不調のために苦しんでいる人がわずかでも楽になり自分らしい生活を送れるように手助けすることが、医療者の役割だと考えている。

そのとき自分の力やまわりからの手助けで苦しみに対処できる場合はよい。医療的な支援が役に立つ人もいる。その可能性を判断するのが「診断」で、医療者はそれをもとに治療を進めていくことになる。

アメリカの「精神疾患の診断と分類」は、本人がひどく苦しんでいるか生活に大きな支障が出ている場合にのみ精神疾患と診断する。しかも精神的な苦しみや生活の支障は、あくまでも本人の主体的な判断が尊重される必要がある。精神疾患の診断は基本的に、症状を軽くするために適切な治療を実施していくためのものだ。

対話型AIはカウンセリングが得意？

親しい精神科医から先日、連絡があった。「ＣｈａｔＧＰＴは上手にカウンセリングができる」と言うのだ。

その医師は「認知行動療法をしてほしいと友達にメールを送っても返信がない」と書き込んだ。するとＡＩは「それはつらい体験だったでしょう」と共感する言葉を返したという。

続けて「自分が嫌われているのではないか」と書き込むと、ＣｈａｔＧＰＴは「そのように考えるのは自然だが、返信をしなかった理由が他にあるかもしれない」と、いくつかの可能性を提案してきた。これは、いろいろな可能性を考えて次の工夫につながる考え方を導き出す、認知行動療法の定石だ。

友人はその対応に驚いていたのだが、やりとりをよく読んでみると、友人がＣｈａｔＧＰＴを上手にリードしているように思えた。経験のある精神科医としてカウンセリングの進め方を熟知しているからこそ、対話が成立している。

私も少し前「大野裕」についてＣｈａｔＧＰＴに尋ねた。医師という職業は当たっていたが、他の説明はまったく違っている。滑らかな日本語で説明されると、いかにも正しいように錯覚してしまう。ＡＩを活用する新しい時代になっても、利用する側の知識や知恵は不可欠だ。

カウンセリングは主体的な関わりが大事

カウンセリングというと、カウンセラーに相談してアドバイスをもらうことだと誤解している人が少なくない。それだと一時的に問題を解決できたとしても、体験をその後に生かすことができない。

カウンセリングでは、カウンセラーに話しながら自分で考えて解決の糸口を見つけ、それを試してみるという主体的な関わりが大事だ。

ＡＩを使う場合でも主体的な関わりが必要になり、それはカウンセリングに限ったことではない。調べ物をしたり報告書を書いたりするなど、ＡＩが使えるとされている場面で必ず必要になる関わり方だ。ＡＩを上手に活用できれば、得られる情報を生かしながら自分の力をさらに伸ばしていく、よい機会になるように思える。

第4章

未来を描いて
いまを生きる

小さなヒントでこころを手助け

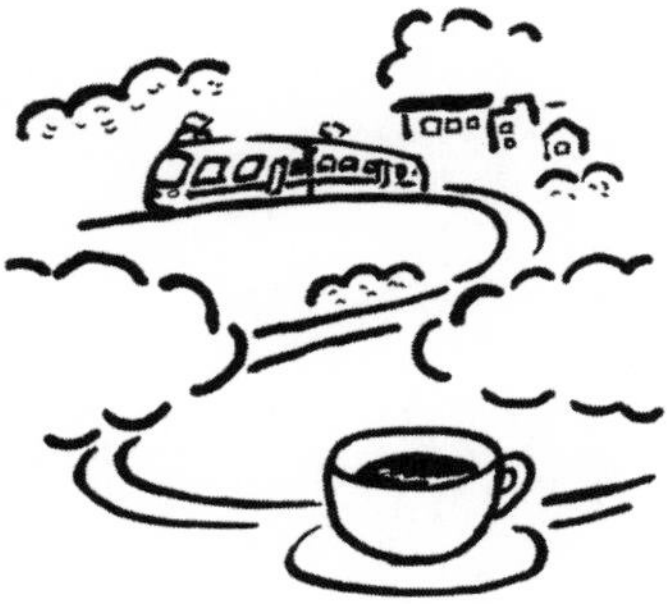

身のまわりの気づきを生かして

マインドフルの本質　周囲にも自分にも心配り

新幹線や飛行機などで移動をするときに、思いがけない気づきが得られることがある。日常から離れることが影響しているのだろう。

印象に残っているのが、マインドフルネスについての気づきだ。マインドフルネスとは、過去や将来へのとらわれから自由になって、今の自分に目を向けるこころの状態だ。

日本の禅の考え方にもとづいて米国で開発された考え方だが、マインドフルネスとカタカナになると、今ひとつどのようなものか実感がわかない。そうしたとき、東海道新幹線の車内案内のアナウンスのなかでマインドフルという言葉が使われているのに気づいた。

あるとき、東京駅を出発してほどなくして流れる日本語と英語のアナウンスを何気なく聞いていた。そのとき、「椅子を倒すときには後ろの人にマインドフルになりましょう」と英語で言っているのに気づいた。後ろの人に気配りをしようという声かけだった。私は、マインドフルという言葉が、自分の置かれている状況にやさしい気配りをするこころの状態を表しているのだと理解できた。

私たちは、忙しい毎日を送っていると、忙しさにこころを奪われて、まわりへの気配りをつい忘れてしまいがちだ。そうすると人間関係がスムーズにいかなくなる。同じように、時間に追われていると自分への気配りもできなくなる。そのために無理をしすぎることになり、こころも体も疲れてくる。そうしたときに大切になるのが、まわりの人たちにも自分にも心配りができるマインドフルなこころの持ち方だということが理解できる体験だった。

ラジオ体操の記憶　一緒に体を動かして笑顔に

孫が夏休みに入ったというので、朝はラジオ体操に行くのかと聞いたが、逆に「ラジオ体操とは何か」と質問された。今の子どもたちは、ラジオ体操を知らないようだ。

私が小学生のころ、住んでいた山間部の集落や学校では、夏休みになると早朝に大人や子どもが集まって、皆で一緒にラジオ体操をしていた。早起きが苦手な私は、眠い目をこすりながら参加していたが、夏休みで会えない友だちの顔が見えるのが楽しかったのを覚えている。いつもだったら話さないような大人の人たちと一緒に身体を動かすのも楽しかった。

音楽に合わせて一生懸命身体を動かして、みんな笑顔になっていた。ラジオ体操には、身体を動かすことで心身を健康にする効用があるのはもちろんだが、地域の人のつながりを強める働きもしていたのだろうと思う。

地域の人々のつながりがこころを健康にするという研究は多い。うつ病になりにくいという研究報告がある。決まった時間に朝日を浴びれば、生活のリズムが取れるようになる。そうした生活の知恵をみんなが感じていたから、早朝のラジオ体操が全国に広がったのだろう。

東京でも地域の人たちが集まってラジオ体操をしていると聞いたことがある。しかし、コロナの感染が広まって、おそらくそうした活動を続けるのは難しくなったのではないかと思う。どのようにすれば従来の人間的なつながりを取り戻し、心身ともに健康に生きていけるか、その知恵が私たちに求められている。

寝る前に楽しい体験を３つ思い浮かべる

ある会合で、夜寝る前に子どもと一緒にスリー・グッド・シングスを実践しているという女性に会った。おそらく就学前か小学校低学年の子どもだろう。子どもを寝かせつけるときに、その日に起きた良かったことや楽しかったことを話してもらっているのだという。

スリー・グッド・シングスは、その日に起きた良かったことを３つ思い出して書き出すことでこころを元気にする方法だ。良かったことと言っても大げさなことでなくてもよい。日常の生活のなかで起きた、こころが少し和らぐような出来事を具体的に思い出す。

思わず笑顔が生まれた会話や、スマホの画面に突然現れた数年前の写真を見たときの懐かしい気持ち。学童期の子どもであれば、校庭の片隅に咲いている小さな花を友だちと一緒に見つけたときの喜び。窓から外を見たときに面白い形の雲が目に飛び込んできたときの驚き。ごく日常的なささいな体験を毎日夜に思い出すと、こころが元気になってくることがわかっている。そのときのこころの状態になれるからだろう。

子どもは、母親と話しながら良かった体験を思い出して心地よくなって眠りにつくことができる。自分の良い体験に耳を傾けてくれた母親に対する感謝の気持ちがわいてきて、親子関係も良くなってくる。子どもを思う親の気持ちがあってのことだ。

こうした工夫は、夫婦でやってもよいだろう。仕事や家事に追われてないがしろになりがちな夫婦の関係が良くなってくるはずだ。

日々の習慣でこころと体をリフレッシュ

朝の光を浴びて生活リズムをリセット

睡眠には、「夜になると眠くなる仕組み」と「疲れると眠くなる仕組み」の2つの仕組みが影響している。「夜になると眠くなる仕組み」は、体内時計でコントロールされていて、24時間周期でリズムを取るようになっている。

30年以上前のことだが、私が留学したコーネル大学の研究施設では、外がまったく見えない施設のなかで数十日自由に生活してもらって、生活のリズムの変化を見る研究が進められていた。そこには、時計など、時間のわかるものはまったくない。

眠くなったら眠り、目が覚めたら起きるという生活をしていると、25時間近い周期で寝たり起きたりするようになる。私たちの体は自動的に寝たり起きたりするが、そのままだと朝寝坊するようにできているのだ。

だから、24時間周期で生活するには、朝起きて太陽の光を浴びて生活をリセットする必要がある。夏休み中の子どもや、在宅勤務中など、時間が自由になりやすい場合は特に大事になる。

ただし、体調が悪くてベッドから起き上がって外に出られない人もいる。その場合には、ベッドや布団を窓の近くにおいて、朝になったら、横になったまま カーテンを開けて太陽の光を浴びるとよい。室内灯と太陽光ではまったく光の強さが違うので、そのようにするだけでも生活のリズムを取る助けになる。

パワーナップは午後への活力

暑い季節、都会で生活していると、道路やビルの照り返しもあって実際の気温をはるかに超える暑さを感じる。暑い日には家族そろって2階の畳の上で昼寝をしていた子どものころを思い出す。

冷房などない時代の話だ。昼食後、窓を開け放ち、家族が思い思いの場所で半裸に近い状態で横になり短時間、昼寝をした。山あいの小さな村で歯科医として開業していた父も一休みして昼寝をしていた。

生活の知恵なのだろう。今の時代に「パワーナップ」と呼ばれる昼寝を生活に自然に取り入れていたのだ。ナップというのは昼寝のことで、昼食後に少しの時間だけ昼寝をすると心身がリフレッシュして、午後のパワーがアップすることからこう呼ばれている。

なぜ昼食後かというと、私たちの眠気は12時間周期で変化して午前2時と午後2時に一番眠気が強くなるからだ。日中の眠気が強くなる前、昼食後に昼寝をすると午後の眠気防止になる。長く眠りすぎるとだるさが残り睡眠のリズムも崩れてくる。昼寝の時間は15分前後、長くても30分までにする。

眠りが深くなりすぎないように、座ったまま机に伏せて眠るとよいとされている。コーヒーが好きな人は昼寝の前に飲んでおくと、30分くらいたって活動を始めるころにカフェインの覚醒効果が出てくる。

眠れないときには無理をしなくてもよいのだ。私たちは情報の多くを目から取っている。目を閉じて座っているだけで多くの情報が遮断され、疲れが取れてくる。

15分の早歩きで運動の効果

暑い日が続くと外に出るのが億劫《おっくう》になる。私のような高齢者は熱中症が気になって、家のなかに閉じこもっていたい気持ちになる。

家のなかで過ごしていると気持ちが塞ぎがちになりやすい。こころを元気に保つためには、外に出て人に会ったり体を動かしたりすることが役に立つ。暑くても少しでも外に出て体を動かした方がよいかもしれないと考えると、悩ましい気持ちになってくる。

そんなことを考えていたところ、国際的な医学雑誌に運動の効用を裏づける研究成果が報告されていた。

アイルランドで4千人を超す50歳以上の人たちの協力を得て10年近くかけて行われた研究では、運動をしていた人たちは運動をしていなかった人に比べて気分が沈み込みがちになる割合が明らかに少なかったという。うつ病の発症率でみると、4割以上少なくなっていた。

こうしたデータからも、こころを元気にするためには運動が役に立つことがわかる。しかもその論文には、そんなに激しい運動をしなくてもこころの健康を保つことができることが示されていた。例えば50歳以上の人たちは、早歩きなどの軽い運動を1日に15分程度行うだけでこころの健康を保てるという。

それくらいの運動であれば、熱中症に気をつけながら心身の健康を保てる活動を続けることができそうだ。

冬場の気分の落ち込み　楽しい活動を増やして

寒く感じられる日が増えてくると、冬季うつ病について聞かれることがある。冬季うつ病は季節性感情障害とも呼ばれ、冬になると太陽光に当たる時間が減るために生じるとされ、光療法と呼ばれる高照度の光を使った治療が行われる。

これは北欧のように太陽光を浴びる時間が極端に少ない地域に多く見られる状態で、過去の日本での調査でははっきりとその存在を確認できなかったと聞いている。そうは言っても、冬場になるとうつ病とはいえないが、何となく元気がなくなる体験をする人は少なくない。

最近届いたアメリカ精神医学会のニュースレターに、約10人に4人のアメリカ人が冬に気分の落ち込みを経験しているという調査結果が載っていた。疲れやすさを感じ、不機嫌になり、好きだったことに興味が無くなった。睡眠時間が増えたり、寝つきが悪くなったりしているのだという。その調査では、休日に家族や友人と時間を過ごすことや、おいしい食べ物を楽しむことで気分が良くなるという結果も報告されている。

この調査結果からは、冬場の気分の落ち込みは、日照時間の短さよりも、寒さのために楽しい活動ができなくなっていることが主な要因になっていると考えられる。

心の健康を保つには、喜びや楽しみを感じられる活動を増やすことが役に立つ。

やる気を出す秘訣は？

少しだけ試しに取り組んでみる

最近、疲れやすくなったと感じることが多い。コロナ禍以降、オンラインでの研修や講演の依頼が増えたことも影響しているようだ。

疲れてくると、原稿の執筆や講演の準備など、一人でする作業が滞りがちになる。少しくらい遅れても大丈夫だろうと考えて、つい先延ばしにしてしまう。そのように先延ばしにしていること自体が、ストレスになる。

何かを始める気力が出ないときには、5分でも10分でも短時間、少しだけ試しに取り組んでみると、新しいエネルギーがわいてくるといわれている。こうしたこころの動きは、自転車に乗るときの体験によくたとえられる。自転車をこぎ始めるときには力がいる。しかし、少しずつスピードが出てくると、軽くペダルをこぐだけで、スピードに乗って走り続けられる。

仕事や勉強でも同じだ。気力がわかないときに1時間の計画を立てても、無理だという気持ちになる。そのために手をつけられないでいると、やはりできなかったと考えて、自分を責める気持ちが強くなる。こうしたときには、時間を短く区切って作業に取り組むようにする。

短く時間が区切られていると、そのくらいならやってみようという気持ちになる。それだけではない。実際に作業を始めてみると、自転車と同じで、自然に頭が動くようになる。やる気が出ないでぐずぐずしていた自分とはまったく別の自分が現れてくる。集中力が高まって、思っていた以上に作業が進む。もっと続けたいという気持ちにさえなってくる。

待っているだけでは意欲は出てこない

やる気が出ないからといって、何もしないでいると、ますます気力はなくなってくる。やらないといけない課題に取り組めない自分に嫌気がさして、気持ちも落ち込んでくる。

本当に疲れているときには体をやすめる必要があるが、多くの場合は、何もしないでいることがかえって疲れを意識させることになる。ただ待っているだけでは、意欲は出てこないのだ。

私たちが、何かをまたやってみたいと考えるのは、やりがいを感じたからだ。ある場所にまた来たいと思うのは、楽しい体験をしたからだ。良い体験をすることで、またそれをしてみたいという気持ちになってくる。

脳科学的にいうと、脳内物のドーパミンが関係した報酬系と呼ばれる脳のネットワークが刺激されることで、もう一度その体験をしてみたいと考えるようになる。

私たちは、そのことを人生の知恵として知っている。少しだけ無理をしてでも、やりがいのあることに取り組んだり、忙しい毎日でも、気分転換になるようなことをしたりする。それも、ごく簡単なことから、取り入れることが大事だということもわかっている。

あまり難しいことだと、どうせ無理だと考えて取り組もうという気持ちになれない。このくらいだったら簡単にできると思えることなら、あまり意識せずに取りかかることができる。どんな簡単なことでも、自分が取り組んだことができると、もっとやってみようという意欲が生まれてくる。

考えすぎずに取り組める活動メニュー

厚生労働省委託事業の「働く人のメンタルヘルス・ポータルサイト　こころの耳」から依頼を受けて、「15分でわかる認知行動変容アプローチ」を執筆したときのことだ。

そのなかで、やる気が出ないときには、楽しいことややりがいのあることをするとよいと書いた。ごく日常的な行動の積み重ねを通してこころを元気にする方法だが、担当者から、具体的な例を挙げてほしいという要望が届いた。これには個人差があって、それぞれの人に応じて何でもよいのだが、たしかに具体例がないと、何をするとよいかイメージできないかもしれない。

そこで例として、最近楽しかった活動ややりがいを感じた活動、過去にやってよかった活動ややりたかった活動、考えすぎないですむ活動を紹介した。具体的には、体を動かす、片付け、漫画を読む、喫茶店で息抜き、ウインドーショッピング、部屋を飾る、メールに返事、手芸、絵を描く、キャッチボール、植物の水やりなどだ。

少し意外かもしれないが、気分とはあえて逆行する活動も紹介した。落ち込んでいるときに明るい色の服を着たり、鼻歌を歌ったり、カラオケに行ったり、わざとニコニコしたり、子どもと思いっきり遊んだりするなどだ。

また、ストレスを感じると頑張って動きすぎてしまうことがあるので、外でぼんやり空を眺めたり、ゆっくりと風呂に入ったりするのもよい。何もしない活動も大切だ。

思い込みから離れて目標を確認

希望と違う現実　本来の動機を思い出す

3月の卒業シーズンになると、卒業を控えて気持ちが沈み込んで夜も眠れないといって相談に来たある大学生のことを思い出す。就職試験に失敗したのが原因のようだ。就職先が決まっていないわけではない。都内の大手企業には採用を断られたものの、半官半民の組織への就職が決まっている。

しかし、その学生にとっては、希望する企業から断られたことがショックだった。努力が実を結ばなかったことで自信を持てなくなり、良くない可能性ばかりが頭に浮かんでくる。

その組織は全国に支社があり、若いころはそうした支社を回ることになる。地方は閉鎖的で不自由な生活を送るように思えて気持ちがふさぎこんでくる。地方出身の私からすると考えられない発想だが、気持ちが落ち込むと、こうした非現実的な考えが頭に浮かぶようになる。

希望していた大企業も地方転勤はあるだろう。東京に住んでいても不自由なことはいくらでもある。そうした話をしているうちに、その学生は少しずつ落ち着きを取り戻してきた。

社会に貢献できる仕事をしたいという本来の就職動機を思い出し、働く組織で何ができるかを考えるようになってきた。何度か受診して診療は終わりになったので、その後のことはわからない。

その学生は、思うようにいかないことがあると良くない面ばかりが目に入るようになることに気づいて、自分の本来希望する未来を再確認することで先に目が向くようになった。この体験は、後の人生できっと役に立ったはずだ。

思い通りにいかないときこそ、次につながるヒント

新しい環境に期待していた人、とりわけ頑張り屋の人にとって、新しく始めた仕事や学業が思うように進まない状況は、ストレスを感じやすい。だか

らといって、新しい環境に期待するのが良くないというわけではない。むしろ、期待しているから頑張ることができる。

ところが現実は期待通りにいかないことも少なくない。そうすると、なぜ思うようにいかないのか、自分の取り組み方が間違っているのではないかと考える。さらに自分の選択が間違っていたとまで考え、どんどん自分を追い込んでいく。いつの間にか、すべて自分の責任のように思うようになっているのだ。

少し冷静になって考えればわかることだが、先をきちんと見通せる人はいない。ましてや慣れない場所や人間関係の中で、目覚ましい成果を上げられる人などいない。自分の力の無さを責めながら、自分が何でもできるかのような思いにとらわれるという矛盾がそこにはある。

そうしたときには、その場所にチャレンジした自分の力にもっと目を向けてほしい。最初に想像したようにいかないことの中に、次につながるヒントが隠れている。そのヒントを探せるのは、チャレンジできる自分がいたからだ。今の自分を受け入れるところから、新しいチャレンジが可能になる。

慣れていないことが力になる場合も

ビギナーズラックといわれる現象がある。初めて取り組んだことはうまくいくことが少なくないという意味で使われる。精神医療の現場でも、国家試験に合格したばかりの精神科医が治療をすると、思いのほか良い結果になることがある。

それならば研修を受けて勉強する必要などないのではないかと考えられるが、そうではない。私たちの研究でも、十分に研修を受け勉強したベテランの医師は、若手の医師よりも治療成績がよい。ただ、ビギナーズラックが起きるのにも、それなりの理由がある。

国家試験に合格して免許を手にした医師は、将来に向けていろいろな夢を描いている。学生時代に勉強してきたことを患者のために生かすことができるという喜びも感じている。精神的に疲れて受診した人たちにとって、こうした夢や喜びを感じることは大きな意味がある。

何よりも、自分のために力を尽くそうと一生懸命になっている人がいることは、心の支えになる。精神的に疲れてくると、自分に自信が持てなくなる。周りの人から受け入れてもらえていないように思えて、孤独感が強くなる。将来に対しても希望が持てなくなり、精神的なストレスはますます強くなる。そうしたときに、自分のことを本当に考えて手助けしようとしている人に出会うことは、とても大きな支えになる。

とくに新年度の始まりは、慣れないことに苦労しながら取り組んでいる人が多い。そのときに、慣れないことがかえって力になることがあるということを意識してみると、先に進むエネルギーがわいてくる。

一人で頑張りすぎないで

新年度の慣れない環境のなかで緊張が続いていた人にとって、ゴールデンウイークは一息つく時期だ。リズムが変わったときには精神的なバランスを取りにくくなる。往々にして自分の理想と現実とのギャップに目が向いて、つらい気持ちになりやすいので注意しなくてはならない。

精神的な不調に陥りやすいこの時期によく使われる言葉に「五月病」がある。最初は、将来の夢を持って入学してきた大学生に使われた。大学で勉強できることに胸を膨らませていた新入生が、何百人も入る大教室で講義を受けることになり、高校での濃密な授業とのギャップから孤立感を覚えて生じるこころの変調を意味していた。その後、会社などでも新しい環境になじめず不調に陥る人が5月に増えることから、様々な場面で使われるようになった。

4月は無我夢中だが5月になると少し慣れてきて、現実が目に入る。頑張ろうと思っていた反動で、思うようなことができていなかったり、事前の期待と違ったりしていることなど、よくない側面に目が向く。

こうしたときには、あまり一人で頑張りすぎないようにした方がよい。思うようにいかないことがあってもあきらめないで行動することは大事だ。しかし、あきらめないで頑張るということと、一人で頑張るということとは違う。

気になることがあるときには、一人で頑張りすぎないで信頼できる人に相談すると、上手に問題に対処できるようになる。

新たなチャレンジへの助走

その道はどこかにつながっている

私は愛媛県の出身だ。故郷はありがたいもので、今も少なくとも年に1回は、医療や福祉の関係者と松山市で勉強をする機会を持たせてもらっている。松山にいるときには、コーヒーショップの窓から路面電車の行き来を眺めながら、ゆっくりとした時間を楽しんでいる。東京で忙しくしているときにはなかなか持つことができない貴重な時間だ。目に入ってくる路面電車の屋根の横に短い文章が書かれていて、それを読むとこころが癒やされる。

そのなかに「遠回りだって僕の道」という文章があり記憶に残っている。以前にも書いたが、私はずいぶん遠回りの人生を歩んできたように思う。高校時代に落第したし、大学の入学試験は3年続けて失敗した。精神医療を勉強しようとアメリカに渡ったのはよかったが、ほぼ1年間まわりから受け入れられないまま悶々《もんもん》と時間を過ごすはめになった。

幸いその時その時に支えてくれる家族や仲間がいた。そのおかげで新しい出会いが生まれ、それがきっかけで思いがけない一歩を踏み出す機会が生まれた。遠回りしても自分の道だと考えられれば、先に進める。あきらめなければ、その道は必ずどこかにつながっている。

ひとまず考えから離れて　庭掃除のすすめ

私は大学受験に失敗したことがわかった後、3月から4月、いや5月くらいまで、まわりの景色が灰色に見えていた。いくら否定しようとしても、この先も失敗が続くだろうという考えに頭が支配され続けていた。

このようなときはあれこれ考えないようにするのが一番だが、そう思っても簡単には悲観的な考えから抜け出せない。その考えが繰り返し頭のなかに浮かんできてグルグル回り続ける。専門的には「反芻《はんすう》」と呼ばれている。よくないとわかっていても、やめられない。やめようとすればするほどその考えが強くなるから、やっかいだ。そんなときには別のことに関心を向けるようにするとよい。

ある禅宗の僧侶に聞いたことがある。その僧は落ち込んでいる人に庭掃除をするように勧めるという。庭掃除をして身体を動かしていると自然と考えないですむようになる。時間がたつと、いつの間にか庭がきれいになっている。何もできないと考えていた自分が庭をきれいにすることができたと実感できれば、もう少し何かできるかもしれないと考えられるようになる。

新しい環境で思うようにいかず悩む人は少なくない。なぜうまくいかないのかと考えがちになり、結論が出ないまま反芻状態に入ってしまう。

そのようなときには、問題ばかりに目を向けないで身体を動かすなどして考えから少し離れるようにする。それで気分が変わり、思いがけない気づきが生まれることも多い。

ダメな自分のイメージが変わるとき

焦れば焦るほどうまくいかなくなり、本来の自分の力を発揮できなくなる。そのことを私は中学生のころに実感した。そのころの私は成績が悪く自信が持てない生徒だった。自分はできの悪い生徒だと考えていた。

ごく簡単な課題さえ解けずにみじめな思いをした体験を、今でもよく思い出す。数学の教師から方程式を解くようにいわれた。XからYを引くと1になる。Yが1だとすると、Xの数は何かと聞かれた。Xが2だということは、小学生でもわかる。

自分はできが悪いと考えていた私は、頭のなかがパニックになって何も考えることができなかった。みんなが見守るなか、じっと立ち尽くしている自分がみじめに思えた。自分がダメ人間だと思うようになって、ますます成績は落ちていった。

少し自信を持てるようになったのは高校1年で落第した後だ。落第すると、それまでわからなかった授業が少し理解できるようになる。2回目の授業なので1回目よりもわかるのは当たり前だが、私にとって授業がわかるという体験が、とても大切な意味をもっていた。

何もできないダメな自分のイメージが変わってくる。必ずしもダメではないかもしれないと思えると、授業の内容が頭に入ってくるようになる。もう少しやってみようという気持ちにもなる。思うように物事が進まないときは、自分ができていることに意識的に目を向けてみてはどうだろうか。

ラップ劇で思いを表現　夢を忘れず仲間とともに

昨年末、横浜市の「あかいくつ劇場」で開催されたOUTBACKアクターズスクール第3回横浜演劇公演に呼ばれて講演をする機会があった。精神障害を持つ人たちを中心とした劇団の公演だ。

ラップを通して自分たちの苦しみと頑張りを表現した劇「愛と変容についてのラップバトル」と、自分たちが作った歌を中心に幸せについて考える劇「スナック青い鳥」を上演。その間に私の「アスピレーション・トーク」が入る構成だった。

アスピレーションというのは、それぞれの人が心のなかで大切に持っている将来に向けての夢だ。その夢を意識できれば、どのような状況でも私たちは自分らしく生きていくことができるようになる。そのことを私は「楽しくなければ頑張れない、夢があるから頑張れる」と話した。上演された2つの劇もそれを実感できる内容になっていた。

出演者が「死ぬまで弱いメンタルでも声高に陽気に生きていけたらいいな」と歌い、ラップ劇で「一緒に、一緒に、一緒に」と皆で叫ぶ。出演者はそれぞれ精神疾患のために苦労の多い人生を歩んできた人ばかりだ。自分の本当の思いを自由に表現する演劇に出会い一緒に活動している。自分のできる範囲でできることを大切にしながら精いっぱい、生き生きと公演を続けている。横浜の前は私の出身地、愛媛県で公演したという。

フットサルの活動　やりがいを見つけて自分らしく

ＯＵＴＢＡＣＫアクターズスクールの横浜公演の原稿を書きながら、大阪府高槻市の精神科病院、新阿武山病院を訪問したときを思い出していた。

ずいぶん前のことだが、病院の玄関にガンバ大阪の旗がはためいているのが目に入った。病院にプロサッカーチームの旗が立っている初めて目にする光景に、私は驚いた。

岡村武彦院長に理由を尋ねると、入院している人たちがつくっているフットサルのチームの指導に、ガンバ大阪の選手たちが来ているからだという。ガンバ大阪の選手たちは、入院している人たちが本当にフットサルの練習ができるのか、最初は半信半疑だったらしい。

町で普通に生活している人たちとまったく変わらず練習に取り組む姿に接してから支援が続き、松山市の松山記念病院などいくつかの精神科病院と連携して精神障害をもつ人たちのフットサルチームの全国リーグが結成された。

横浜公演の出演者とも共通するが、自分が夢をもって演劇やフットサルなどに取り組むことができれば、精神疾患というハンディキャップを抱えていても自分らしい生活を送ろうという気持ちになれる。フットサルの選手たちは試合に向けて体調を整えるために、きちんと服薬し規則正しい生活を送るようになる。精神疾患にとって大切な生活の立て直しが、自然にできるようになるのだ。

自分がやりがいを感じることを見つけて取り組むことは、精神疾患をもつ人だけでなく、誰にとってもこころの健康の役に立つことがわかっている。

動画を役立てこころの健康づくり

ペンギンアニメで元気に

教師に憧れ、先生ごっこが大好きな小学生の孫に「ずるい」と言われる出来事があった。東京都世田谷区が公式ＹｏｕＴｕｂｅ用に作成したイラスト動画の「せたがやペンギン物語」が、区内の小中学生のタブレットに一斉配信されたときのことだ。

これは、コロナ禍で区民のこころの健康を守ることを目的に世田谷区が配信した私の講演をもとに、区の担当者や業者と一緒に作ったものだ。私が話している講演の動画もイラスト動画と一緒に配信されていて、教師のように講話している私を見た孫にうらやましがられたのだ。

イラスト動画は１話あたり３分前後だ。悩んでいる子どもペンギンに、友達や先輩が声をかけて一緒に話したり行動したりしているうちに元気になっていく様子が描かれている。現在６話まで配信され、最終的には７話まで作ることになっている。

こころの健康について小中学生の子どもに伝えるのはなかなか難しい。「ＳＯＳを出すように」と言葉で伝えても、こころが疲れているときには打ち明ける勇気がなかなか出ない。知人の学校関係者によると「ＳＯＳを出す前に気づいてほしい」と考える若い人も多いようだ。

イラスト動画を通して互いに声をかけたり話し合ったり、体を動かしたりすることでこころが元気になることを伝えるのは効果的だ。ロールモデルのペンギンにならって自分から声をかけたり悩みを打ち明けたりしやすくなる。こうした動画を家族に見てもらえば、家族の健康にもつながる。

動画の活用、生活のさまざまな場面で

個人でも自治体でもＹｏｕＴｕｂｅを使った情報発信が盛んになった。多くの人がスマートフォンを持っていることもあって、ちょっとしたすきま時間に動画で情報を得る人が増えているからだ。

自治体もYouTubeの動画をこころの健康についての情報発信に使っている。私が編集に携わった「せたがやペンギン物語」もその一つだ。こころがちょっとやすまる内容なのが功を奏したのか、多くの人たちにアクセスしてもらっている。

静岡市こころの健康センターからも声をかけていただいた。同市山間部の大間で暖炉を囲み、特産のお茶を飲みながら対談する動画を作成した。各地の試みが多くの人のこころの健康につながると期待している。

生活のなかで動画を活用している例もたくさんある。

先輩の男性医師は、YouTubeを利用して料理をしていると言っていた。妻の体が不自由になったのをきっかけに、自分が料理を担当することにしたという。丁寧なYouTubeの説明に助けられて料理を作れるようになったと喜んでいた。

もちろん、夫婦の関係にも良い影響があるようだ。YouTubeが80歳を優に超えた男性の料理を作る際の力になって、その人のやりがいを生み出し、新しい夫婦の関係が生まれている。

デジタル機器の発展が私たちの生活や人間関係に新しい風を吹き込んでいるのを感じた。

積極的に情報発信　さらなる工夫の活力に

失敗は成功のもとという通り、失敗したからといって、それですべて終わりではない。失敗するのはチャレンジしたからだ。失敗のなかには改善のヒントがたくさん含まれている。何を目指してチャレンジしたかを見失わなければ、その後、そのヒントを生かすことができる。

そうはいっても、成功するに越したことはない。成功は成功のエネルギーになる。うまくいけば、もっと工夫できないか考える元気が出てくる。行動してさらに前に進むこともできる。

ただ、成功も、すぐに気づけることばかりではない。あるときふと気づくこともある。

私が本格的に始めたＹｏｕＴｕｂｅを使った情報の発信は、そのひとつの例だ。数年前、一般の方の前で行った1時間の講演を15分に圧縮した動画と、それをイラスト化した10分間の動画をYouTubeに掲載した。私が専門にする認知行動療法を使ったこころの整え方の講演だが、結局、10分でまとめられるくらいの内容しかないと冗談交じりに言っていた。

しばらくすると、多くの方に視聴していただいていることに、知人が気づいた。それに気を良くして、事務所の片隅で、認知行動療法を使ったこころの整え方の解説を吹き込み、知人の助けを借りて公開した。これが「こころコンディショナー」（第1章参照）を始めた経緯だ。

仲間からは、白髪の老人が淡々と説明しているとからかわれるが、若いユーチューバーとの違いがよいのか、予想以上に多くの人たちからの反響がある。この成功体験をもとに、発信する内容をさらに充実させる工夫を考えていきたい。

第5章

落ち着いて問題に取り組む

夢に向かって一歩ずつ

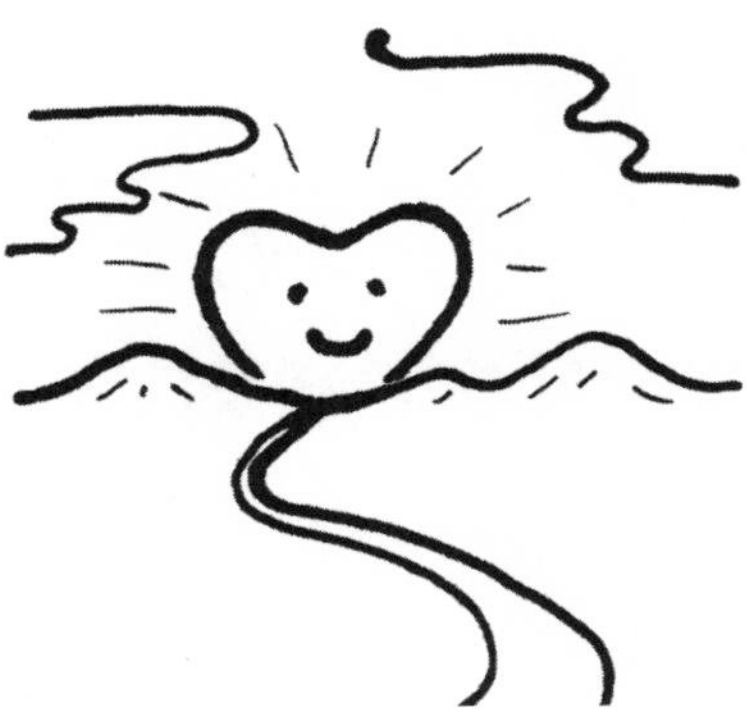

失敗は成功へのステップ

原因追求よりも解決の手立て探しを一緒に

新しい取り組みを始めたときは、将来に向けての夢にあふれていて、思いがけない力を発揮できることがある。ビギナーズラックはその好例だ。

一方で、新しい状況がわかっていないために、少しの失敗がとてつもなく大変なことのように思えることもある。とくに経験の少ない若い人は失敗を引きずりやすいので注意が必要だ。

そうした若者を指導する人は、失敗を受け入れながら、次に生かす手助けをすることが大切だ。そのときに「なぜそんなことをしたんだ」と原因探しの質問をしてしまうことがある。

しかし、物事がうまくいかなかったときに「なぜ」「どうして」と原因を探る質問をされると、責められたと感じてつらくなることが少なくない。「そんなことをした」と行動に結びつけて尋ねられると、自分が詰問されているように感じる。

原因を探るときには、個人の行動だけを問題にするのではなく、「どのような理由でうまくいかなかったのだろう」と、状況全体に目を向けながら一緒に考えていくようにするとよい。

そのときに、原因がわからないこともあると考えておくようにする。私たちは、原因がわかれば解決できると考えがちだが、原因がわからないことも多い。原因がわかっていないから失敗したといえる。原因がわかったとしても解決策が見つかるとは限らない。

原因探しはほどほどにして、「この問題にどう取り組めばいいんだろう」と解決の手立て探しを一緒にしていくと、失敗した人を不必要に傷つけなくてすむし、失敗を次に生かしていくことができるようになる。

こころの視野狭窄から抜け出す

忙しいときはどうしてもポイントを絞って課題に取り組むことが増えてく

る。優先順位の高いことに集中するだけでなく、問題に気づいて同時に手当てすることも増えてくる。

問題を早く見つけて対処することは大事だが、どうしても問題ばかりを探すようになってくる。こころの視野狭窄《きょうさく》状態に陥り、問題がクローズアップされ、目がいきやすくなるのだ。その結果、思うようにできないことが目に入って自信がなくなる。本来持っている力を生かせなくなり、問題がますます増えてしまう。

現実の世界で解決できない問題ばかりということはない。一息入れて全体を見てみると、対応できていることが目に入ってくる。相談できる人の存在に気づき、一人だけで頑張らず、助けも求められる。

運動ではよく知られているが、力を入れ続けていたのではいざというときに力を入れることができない。適度に力を抜きながら必要なときに力を集中して最大限の力を出すことができる。運動でも仕事でも勉強でも、緩急をつけると本来持っている力を発揮できるようになる。

人間関係のトラブル、互いの責任を冷静に振り返る

知人から職場の同僚との人間関係について相談を受けた。ささいなことがきっかけで関係がギクシャクしてきたという。知人は「もう少し違う対応をしていればこんなことにはならなかったかもしれない」と言って少し涙ぐんだ。

つらい気持ちを受け止めながら私は話に耳を傾けた。このように人間関係がうまくいかなくなって気持ちが落ち込むのは自然なことだ。そのようなとき何も気にしないでいるとその人との関係は元に戻らず、場合によっては修復できないほどに悪くなるかもしれない。良くないことが起きていると気づいたらペースダウンして、何が問題かを振り返ってみる必要がある。

自分に問題があるときは謝るなどして関係を修復するようにしなければいけない。一方、何でも自分の責任だと考えて一人で悩みすぎるのも良くない。相手がよほどのトラブルメーカーでない限り、人間関係で起きるトラブルは、どちらか一人だけの問題ということはないものだ。

独力でいろいろな問題に対処しようとする傾向のある人は自分の責任を大

きく考えがちだ。こうしたトラブルは関係する人同士のなかで起きてくる。大小はあるにしても関係している人にそれぞれ責任がある。

自分に全責任があると考えてしまうと、自分がつらくなるだけでなく相手と一緒に問題の解決に取り組むことができなくなる。自分にどのような責任があり相手にはどのような責任があるのかをできるだけ冷静に考え、互いに問題解決に取り組むことで、その後も意味のある関係を持ち続けることができる。

試してみなければ先に進めない

2022年4月から成人年齢が18歳に引き下げられた。成人ということになれば、法律的には、自分で責任をもってできることが多くなる。逆にいえば、それだけ多くの責任が生まれてくる。そのことで不安を感じている人も少なくないようだ。

18歳のころを思い返すと、冷や汗をかくような失敗もした。若者に限ったことではないが、人は失敗して成長していく。失敗をどう切り抜けるために工夫することで、レジリエンスと呼ばれるこころの力が引き出され育っていくからだ。

失敗は必ずしも失敗で終わらない。大事なのは将来への希望を忘れないようにすることだ。失敗を悔いても、失敗した現実が変わるわけではない。失敗が成功に変わる夢のような方法はない。

失敗したのは、何かを実現しようとして行動をしたからだ。その行動を選択した自分を認め、受け入れることだ。そのうえで、何のためにその行動を取ったかを考え、自分の行動の何がよくて何がよくなかったかを考えてみる。すると自然と、次に取る行動が見えてくる。

だからといって、そのように考えて行動したとしても、うまくいくとは限らない。しかし、試してみなければ先に進めない。試しに行動してみなければ次に何をすればよいかが見えてこない。そのためにもあきらめないで行動し続けることが大事だ。私自身、過去を振り返ってみてつらいことは多かったが、あきらめないで行動しているうちにいろいろなことができるようになっていた。

大学入試の失敗から学んだこと

受験シーズンになると大学入試に落ち続けたときのことが思い出される。もう50年以上前のことになるが、全国各地の大学の医学部を受け続け、３年目にやっと合格することができた。

そのころのことだ。ある大学の入試で数学の問題に取り組んでいたとき、うまく解くことができなかった。そんなときにはさっさとあきらめて、他のやさしそうな問題に移ればよかったと今では考えられるのだが、そのときはせっかく途中まで取り組んだ努力が無駄になるように思えて、思い切って他の問題に移ることができなかった。

そうこうしているうちに時間は過ぎ、手つかずの問題を残したまま終了の時刻に。あのとき「もっと早くにあきらめていればよかったのに」と思うのだが、いくら後悔しても失敗した過去を変えることはできない。

こうしたこだわりは私だけではなく、人間誰もが持っている共通した性格のようだ。はるか昔、手に入るものが少なかったころは、せっかく手に入れたものを手放すと命に関わるようなことになりかねない。だから私たちは一度手に入れたものを捨てるのが苦手なのだ。

こころのどこかで「無駄なことをしている」と思いながら、やめられない体験は誰もがしていることだろう。そうしたとき苦痛を感じながらも自分が置かれている状況に目を向けて不必要なものを手放せるかどうかで、その後の展開が違ってくる。

大学入試のときの失敗体験を通して大切なことを学ぶことができたと考えられるようになったのは、ずいぶん時がたってからのことだ。

苦しくても学ぶ力がある

世の中で一番苦しい拷問は、いくら頑張っても成果が上がらない活動を延々と続けさせられることだといわれている。麓の岩をすべて山頂まで運んだ後、また麓に戻し、それをまた山頂に運ぶという作業がその例だ。コロナ禍でそれを実感した人も少なくないだろう。

感染予防対策を講じて我慢を続けているのに、感染が拡大しているという状況はつらい。そこだけ見ているとたしかにその通りなのだが、一方で、私たちは感染対策としてたくさんの工夫ができることを学んだ。三密の回避や手指の消毒、マスクの着用は個人でもできる。科学的根拠を説明して納得できれば、個人レベルの行動変容につながってくることもわかった。

その後に報告されたオミクロン株に対しては、外国からの変異株の流入を防ぐ措置がすぐに実施された。新しいワクチンや治療薬の開発に向けた基盤作りも進む。このような事実に目を向けると、これまでと同じことが変わりなく延々と続いているわけではないとわかる。

苦しい状況に置かれたときに、そこから新たな学びを得られる力を私たちは持っている。その力を生かして先に進んでいく姿勢は、毎日の生活でも大切だ。

選べなくても環境は変えられる

「ガチャ」から自由になれ

少し前のこと、「親ガチャ」についてコメントしてほしいという依頼を受けた。子どもは親を選べず、生まれた環境によって人生が左右されるという意味で使われている言葉だ。

新入社員の間で「配属ガチャ」という言葉が使われているという報道も目にした。配属先を自分で決められないという意味らしい。

思うように事が進まないときに、このような表現を使いたくなる気持ちはわかる。しかし、現実は変わらない。自分の運命に絶望的になるだけだ。考えてみれば、親に限らず、私たちは環境を選べないことが多い。

寒村に生まれ育った私にとって、大雨時の停電や水道水の濁りは、当たり前のことだった。医学生時代も、安アパートに冷房などなかった。夏の暑い日は、日中、雨戸を閉じて部屋を暗くして眠り、夜になって少し涼しくなってから勉強した。アメリカ留学時代、バブル期で羽振りのよい日本のビジネスマンを横目に羨ましく眺めていた。

このように考えると、他にも、「時代ガチャ」「地方ガチャ」「職業ガチャ」など、いろいろな言い方ができそうだ。

しかし、その一方で、私に寄り添ってくれる人間的な環境に恵まれた。その温かみのおかげで、精神科医として人に寄り添う力が育った。人生は生き物だ。環境もまた変化する。「配属ガチャ」に応えて、社員の希望に対応する会社も出てきているそうだ。

自分が置かれた立場を、「ガチャ」と決めつけてあきらめると動けなくなる。一方、そうした決めつけから自由になれれば、自分らしい生き方ができるようになる。

それぞれの持ち味が発揮できる環境づくり

2022年のサッカーのワールドカップ1次リーグで、日本チームがドイツとスペインを破って決勝リーグに進んだというニュースに、こころを躍らせた。

1次リーグの前は、あまりの強豪ぞろいに、このグループでは勝てないだろうと考える人が少なくなかったように思う。

そうした雰囲気のなか、ある選手がテレビで「グッドルーザーでなく、ウィナーになりたい」と話していた姿が思い出される。すがすがしい態度で負けを受け入れる敗者ではなく、勝者になりたいというのだ。

決意の表れに、日本チームの力強さを感じたのは私だけではなかったはずだ。

「ガチャ」から自由になれば自分らしい生き方ができる。どんなに厳しいと考えられる状況にも、そこであきらめるのではなく、「勝ちにいく」と言い切れる強さが印象的だった。厳しい練習に裏打ちされた技量への自信があってのことだが、その思いが1次リーグの結果につながったのだと、私は考えている。

環境は変えることができる。他の仲間と力を合わせることで、大きな力を発揮できる。私はサッカーに詳しい人間ではないが、ゲームを観ていると、選手たちがお互いを信じて集団で戦っていると感じることができた。

残念ながらベスト8には進出できなかったが、力を合わせる大切さが伝わってくる試合運びだった。仕事でも、家庭でも、地域でも、それぞれの人が持ち味を発揮できるような環境をつくれば、足し算をはるかに超えた力になる。そのことを実感させるゲーム展開に、皆が興奮した。

あきらめずに続ける「日薬」「時薬」も助けに

2年前のこと、私は22年続けた日本認知療法・認知行動療法学会の理事長を退任した。後輩たちの自由な発想で学会をさらに発展させてほしいと考えたからだ。最初は、ごくわずかな人数で始めた学会だが、今では多くの人たちが参加するようになった。

35年前、認知行動療法の創始者のベック先生に初めて会ったときのことを思い出す。「日本ではまだ認知行動療法についてほとんど知られていない」と話した。そのとき、「私も一人で始めたんだよ」とぽつりとおっしゃった。あきらめないで続けていれば環境が変わって受け入れられるということを私に伝えたかったのだと、今になって思う。

認知行動療法をベック先生が初めて発表したのは１９６０年代初頭だ。しかし、ベック先生の熱い思いとは裏腹に、アメリカの精神医療の世界でまったく受け入れられなかった。その後、ベック先生やその仲間があきらめないで研究成果を積み重ねたことで世界的に広く受け入れられるようになった。ベック先生自身の体験に裏打ちされた言葉はとても励みになった。

厳しい環境に置かれると、その厳しさばかりが目に入ってきて、自分の力ではどうすることもできないとあきらめる気持ちになりやすい。たしかに、環境を変えるのは簡単ではないが、あきらめてしまうと、それ以上の変化は起こらない。

環境を変えられない場合には、時の流れが助けになることもある。日薬、時薬だ。すぐに変化が起きなくても、時間がたつうちにいつの間にか環境が変化している。

目的を見失わずに努力を重ねて

「まず行動」が良い結果に

昨年のこと、米国の恩師、アーロン・ベック先生の娘で、ベック認知行動療法研究所長のジュディス・ベック先生の講演会とワークショップが東京で開かれることになった。この催しは開催1週間前に急遽決まったものだ。

事の発端は、認知行動療法の国際会議が6月に韓国ソウルで開催される予定だったことだ。

ソウルでの国際会議で私も講演することになっていたが、4月に入ってもプログラムが届かない。そのためホームページで日程を確かめたところ、ジュディス・ベック先生も講演することになっていることがわかった。

日本に立ち寄って話をしてもらえないかと、すぐにメールを送った。日程が迫っているので無理ではないかと考えたが、頼むだけなら問題はない。観光案内というおまけつきで打診したところ、快諾の返信が届いた。

仲間に協力してもらいながら急いで準備を始めた。参加できない人がいることも考えてオンラインでも視聴できるようにし、見逃し配信の手配もした。

この流れを振り返ると、良くないように見えることが良い結果に終わることがあると感じる。国際会議の案内が届かないのには困ったが、それがきっかけでホームページを確認し、今回の企画が始まった。無理かもしれないと考えながらも思い切ってメールを送り話が進み始めた。

かつて私がアメリカに留学したときも、はっきりした展望はなかった。とりあえず渡米し無我夢中で動いているうちにアーロン先生の教えを受ける機会が生まれ、ジュディス先生とも知り合った。行動することの大切さを感じている。

不安になっているときは自分を責めない

ジュディス先生の日本での講演当日のこと。楽しみではあるものの、韓国で開かれる世界認知行動療法会議で３日後に予定されている自分の講演が気になり、いまひとつ気持ちが晴れない。

英語を話す生活からずいぶん長く離れてしまった。少しでも英語の感覚を取り戻そうと、すきま時間にCNNやNHKワールドなどの英語番組を見るが、思うように頭に入ってこない。壇上できちんと話せない自分、質問を聞き取れなくてしどろもどろしている自分が頭に浮かんできて、不安になる。

専門的に「反芻《はんすう》」と呼ばれるいわゆるグルグル思考が心配性の私の頭を支配しようとしている。こうしたとき、不安になっている自分を責めないようにすることが大事だ。

「せっかくアメリカに行ったのに、その後どうして英語に触れる機会を持たなかったのだろう」「命を取られるわけでもないのに、なぜこんなに気弱なんだろう」と原因探しをして自分を責めても状況が変わるわけではない。何が起きるかわからないから不安になっているのだ。

しかも不安が強いときには良くないことが起きる可能性、それが起きたときの影響を大きく考えている可能性がある。そうしたときにはこころのメッセージをきちんと受け止めることだ。

そのうえで良くないことが起きる可能性をできるだけ少なくできるようにしていく。仮に良くないことが起きたとしても、ひどい結果にならないよういまできることを考える。不安になったことをきっかけに準備を少しでも進められれば、不安を自分の力に変えることができる。

失敗か成功かよりも目的への努力を忘れずに

不安のおかげもあって、ずいぶん丁寧に講演の準備ができた。このことを考えると、不安になるのもあながち悪いことではない。不安は危険が迫っていることを知らせるこころのアラームだ。アラームを上手に使うこと、危険を的確に判断することが大切になる。

そのためには、危険なことが起きる確率と危険の程度を判断する必要がある。私の場合、失敗する確率を下げるためにテレビで英語番組を見たり、人工知能（ＡＩ）翻訳ソフトを使いながら発表原稿を推敲《すいこう》したりした。

そうした準備をしながら、以前私が世話になったある先輩の病院長の体験を聞いたことを思い出した。

その病院長はひどい吃音《きつおん》だった。専門の学会で発表する機会があり、壇上で発表を始めようとしたそのとき、吃音のために声が出なくなった。

研究仲間が息をのんで見守るなか、その人はじっと立ったままだった。時間が過ぎて5分くらいたったとき、ようやく声を出すことができた。みんながほっとし、その人は詰まりながらも何とか原稿を読み終えたという。

先輩病院長はスムーズに話すということでは失敗したかもしれない。しかし自分の研究を自分の声で多くの人に伝えることができたという点では、大きな成果をあげることができた。

失敗か成功か、二者択一では判断できない、いろいろな可能性があるのだ。その先輩の体験を思い出し、本来の自分の目的を忘れないで、できるだけの努力をしようと考えることができた。

現実的ポジティブ思考で問題に対処

良くないことに気づけたら、解決への第一歩

ポジティブ思考には注意が必要だ。ポジティブになりすぎると問題をきちんと把握できず失敗する可能性が高くなる。問題に取り組むためにはきちんと現実に目を向ける現実思考を大切にしなくてはならない。だから、ポジティブ思考には気をつけないといけないと考えてきた。

しかし最近、現実思考とポジティブ思考は決して対立するものではないと考えるようになった。

ポジティブ思考というのは、問題点だけでなく良い面にも目を向けることができる考え方だ。良い面に目を向けることができれば、その良い面を生かして問題に対処できる。ポジティブ思考は、現実の良い面を認識できているという点で、現実思考だともいえる。

現実の世界のなかでは、良くないことばかりが起きているわけではない。

そもそも、良くないことが起きていると気づけたこと自体に、ポジティブな意味がある。良くないことに気づけるこころの力が働いているから、問題の存在に気づけたのだ。そのおかげで、手遅れになる前に解決に向けて取り組める。

もうひとつ、自分にとってこの先何が大切か、夢を持って将来を考えるポジティブさも大事だ。すると、目の前の問題にとらわれないで先に進める。いま問題を感じているのは、将来に向かって生きていきたいと考えているからだ。

ところが目の前の問題を解決しようとしているうちに、その問題ばかりに目が向いて、先が見えなくなることがよくある。将来どうなりたいかを考えて今の問題に取り組めば、解決策が浮かびやすくなる。現実的なポジティブ思考がもつ力だ。

想定外で慌てないために、ポジティブな悲観論を意識

「うまくいくだろう」と前向きに考えると、こころのエネルギーが高まり、問題が起きても対処できる。しかし前向きに考えるだけでは十分でない。生

きていくなかで思いがけずよくないことが起きることはいくらでもある。

想定外のことが起きたときに慌ててしまうと、本来の自分の力を発揮できなくなる。「注意をするように」と私たちのこころが発している警報が不安という感情だ。ストレスを感じることは、自分を守るために大切なこころの働きなのだ。

不安やストレスを自分の味方にするためには、ポジティブな状態を作り出すためにネガティブな予想を大切にする、「ポジティブな悲観論」を意識するとよいだろう。

「よくないことが起きるかもしれない」と漠然と想像するのではなく、どのようなことが起きる可能性があるのか具体的に考えるようにする。そして、よくないことが起きないように事前に十分に準備をしたり、起きたときの対処策を考えたりする。そうすれば、想定外のことに対処できる可能性が高まる。

それでもうまくいかないことはいくらでも起きる。しかし今の時代、それですべてが終わってしまうことはない。事前に準備できていれば、大きく動揺せず対処できるし、挽回できる機会を待つこともできる。

身に迫る危険　最悪の場合を考えて行動

昨年の夏のこと、線状降水帯が発生して水害や土砂災害が発生しているというニュースに、多くの人がこころを痛めた。気温が30度を超すなか、復旧に取り組む人たちの苦労は想像を絶するものがある。それにしても災害の危険が迫っているとき、危険から身を守る行動をとるのは難しいものだとあらためて思う。

土砂災害の危険のある家から逃げるのが遅れたり、冠水している道路を車で走って動けなくなったりする。これは私たちが曖昧な状況に耐えるのが苦手だということも影響している。

不安になったとき、可能性と確率を区別し、確率が低く危険性が少ない行動をとるのが望ましいことはわかっている。しかし災害の危険性があるかどうかを判断しようとしても、情報が限られていたり曖昧であったりすることが多い。東京地方で竜巻が起きる可能性があるという情報がテレビから流れたときも、範囲が広すぎて自分の住んでいる地域が当てはまるのかどうかがわからなかった。

そうした状況に置かれると私たちは自分の力を過大評価しやすくなる。何もできないでいる自分を受け入れられないで、何でもできる強い自分を意識しようとするからだ。そのため、危険な現実にきちんと向き合えないで危険を過小評価し、結局は危険に巻き込まれるような行動をとりやすくなってしまう。

曖昧な状況で危険を冷静に判断できないときはできるだけ正確な情報を集めることに加え、自分の力には限界があることを認識し、意識的に最悪の可能性を考えながら身を守る行動をとるようにするのが望ましい。

行動変容には正確な情報が必要

コロナ禍で行動変容という言葉をよく耳にするようになった。感染を防ぐためにマスクをして三密を避けるという以前と違う行動を取るようになったのがその例だが、そうした行動変容のためには認知への働きかけが不可欠だ。

認知とは瞬間的な判断で、それによって行動が変化する。

新型コロナが拡大し始めたころは、国や自治体の指示通りに自粛生活を送る人が多かった。コロナに関する情報が少なく、危険から身を守る行動を取ろうと考えた人が多かったために、その行動もある程度共通していた。

その後の流行の波では、国や自治体の指示通りに行動する人が減った。自粛要請をされても、流行当初ほど人流が減らない。これは、変化すべき行動だけが取り上げられて、行動を要請する根拠が十分に明確にされていないためだったように思う。

時間がたつにつれて、それぞれの人の情報の量や質に違いが出てくる。それぞれに事情があり、願望もある。それぞれの人が当然と考える行動の間に違いが生まれてくる。認識に違いのある人が共通した行動をとるには、その違いを埋める情報が必要だ。

共通した信頼できる情報をもとに判断できれば行動の違いは少なくなる。的確な行動変容には的確な認知が必要で、そのためには十分量の正確な情報が不可欠だ。

こうした認知行動変容の考え方は、新型コロナウイルス対策だけでなく、職場や家庭などの人間関係でも役に立つ考え方だ。第1章でも触れたが、最近問題になることが多いパワハラを例にとって考えてみよう。

職場の産業保健現場でパワハラをした人と面談することがあるが、相手を傷つけようとしてそのような行動をしたわけではないとわかることが多い。むしろ、相手のことを考えて助言をしていると認識していて、パワハラだと指摘されることに納得できていない人が少なくない。しかも、その人が勧めた行動の方が、仕事の効率が上がる可能性が高かったりもする。問題は、注意をしている人のこころのなかで話が完結しているところにある。

仕事に目が向いてしまって、相手の人がどのように考え、どのような気持ちになっているかを考えることができていないのだ。そうすると、問題点を指摘された方が一方的に非難され、行動を押しつけられたと受け取って傷つくことになる。その結果、せっかく相手のことを思ってしたことでも、パワハラと受け止められることになってしまう。

相手の人が行動を変えるためには、現実的な情報をできるだけ具体的に多く提示して、その行動の背景にある考え、つまり認知に相手の人が自ら気づき、現実に役に立つ判断や行動ができるように手助けしていく必要がある。

こうした関わりは、職場だけでなく、家庭内で子どもや配偶者が行動を変えるように働きかけていく場合など、さまざまな場面で役に立つ。

人の行動を変えるのは難しい　辛抱強い工夫も必要

指示されたからといって、指示に従って行動する人ばかりとは限らない。コロナ禍での行動変容について若い人と話しているときに、人間はそうそう人の言うことを聞くものではないという意見に、なるほどと思った。

そのときに頭に浮かんだのが、処方薬の服薬割合だ。風邪薬を処方されても、症状が消えた後まで処方通り飲み続ける人は少ないだろう。

私の専門の精神疾患の治療薬の服薬調査でも、医師が処方した通りに服薬している人の割合は必ずしも高くないことがわかっている。多くの調査で、処方された薬の8割以上飲んでいる人は、5割～7割程度だと報告されている。つらい症状があっても服薬率は低いのが現実だ。

そうした状況を改善するために、私たち医師は工夫する。自分への信頼感を高めることはもちろん大事だ。処方した薬への信頼感も大事だ。薬の効用だけでなく、副作用についても説明する。飲み忘れが減るように、服薬回数を減らしたり、食事や歯磨きなどの他の行動と組み合わせて服薬するように勧めたりする。

それでも服薬率を高めるのは大変だが、気持ちに寄り添いながら一緒に工夫していくことで、服薬率は少しずつ改善する。それだけ人の行動を変えることは難しいのだ。仕事でも勉強でも、他の人たちに期待するような行動を取ってもらうためには、そうした工夫を辛抱強く続ける必要がある。

視野を広げてまわりを見わたす

立場を配慮できる社会に

東京都のホームページ「TOKYO#女子けんこう部」の「こころの健康」のパートの監修の依頼を受けた。もちろん協力して、すでにホームページにもアップされた。

そのことを私が主催する勉強会で報告したところ、ある女性から「これまで働く人のこころの健康が話題になっても男性のことしか想定されていない」と指摘された。たしかにその通りで、たとえば月経など、女性特有の体の変化に対する配慮が欠けている。

月経前に精神的な揺れを感じる人は多いし、月経中は体調も悪くなる。生理休暇などを設ける企業があっても、月経と公言して休むことに抵抗感を持つ女性は少なくないだろう。

妊娠、出産についても同じだ。妊娠中であっても、他の時期と同じようにうつ病を発症するが、弱音を吐いているようで、つらい気持ちをまわりに訴えづらい。産後に気分が落ち込んでも、それを口にしづらく、そのために孤立する女性は多い。

男性が育児休暇などを取れるようになったとしても、実際に踏み切る人はまだ少ない。月経も、妊娠や出産にしても、男性は同じ体験をできない。頭では大変だと理解しているつもりでも、支援の行動に移すまでに理解を深めることができないのだと思う。

男性と女性の問題にかぎらず、相手の立場を理解し配慮して、こころの健康が守れる社会になってほしい。

個々の性的指向、尊重を

上司による性的指向の暴露（アウティング）が原因で精神疾患を発症したとして、20歳代男性の労災が認定されたという記事が、昨年7月に新聞に載っていた。性的指向をどのように理解するかは、精神医学の領域でも様々な議論が積み重ねられてきた。

ＬＧＢＴＱなどと称される性的少数者の性的指向は、過去には精神的な要因で起きるため精神疾患に含まれると考えられていた時代があった。最近は、生まれつきの素因で性的指向が決まると考えられるようになっている。精神的ストレスが原因で性的指向に変化が起きるのではなく、性的指向が他の人と違うことのために精神的ストレスを感じることになるのだ。

周囲との違いを意識すると様々なストレスを感じるのは、性的指向に限ったことではない。私も思春期のころ、身長が低いことが気になって悩んだ記憶がある。ただ性的指向に関しては特別な目で見られる可能性を否定できない。性的指向の違いに強い精神的ストレスを感じる可能性が高くなるし、アウティングされたときの苦痛も強くなる。だからこそ精神疾患と診断される状態になる可能性は高い。

ＬＧＢＴＱの人たちは、こうした傷つきを職場に限らず学校や地域でも体験する可能性がある。性的指向の違いが気になって人間関係に支障が出たり仕事や勉強が思うように進まなかったりして、さらに精神的苦痛を感じて本来の力を発揮できなることもある。私たちがそれぞれに自分らしさを発揮して社会の活力を高めるためには、性的指向を含めた個別の性を互いに尊重し合うことが大切である。

互いのこころを思いやる余裕を

近年の労災の認定件数は、仕事の内容や量などの負担を超えてハラスメントの事案がトップになっている。

ハラスメント関係の労災が増えているのは、自分の言動が相手のこころにどのように影響するか、想像する余裕がなくなっているからでもある。労災認定された性的指向の暴露（アウティング）も起きてくる。

アウティングをする人にしてもハラスメントと判断されるような指導をする人にしても、問題を意識していないことが多い。逆にいえば、問題を意識しないでこのような行動をしてしまうこと自体が大きな問題だ。

それにはこれまでの経験も影響している。これまで女性か男性かの性別を外見でしか判断してこなかった人にとって、それぞれの人のこころの内を想像して性別を考えるのは難しい。これまで厳しく指導された経験のある人にとって、また厳しく指導することで仕事の成果をあげるのが当然だと考える環境にいた人にとって、それ以外の関わり方を想像するのは難しい。

こうした想像力の不足は、仕事だけでなく教育現場やスポーツ競技、さらには通常の生活のなかでも起きてくる。熱心になりすぎていたり時間に追われるような生活を送っていたりすると、そばにいる人のこころを思いやる想像力が急激に失われる。無意識に相手を傷つけてしまうのは、そのようなときだ。

これを避けるためには互いのこころを思いやる余裕を持つことが役に立つ。自分中心になりすぎていないか、ひと息入れて振り返る時間を持てれば人間関係はずいぶんよくなってくる。

第6章

舞台のプロに学ぶ
パフォーマンス不安を乗りきるコツ

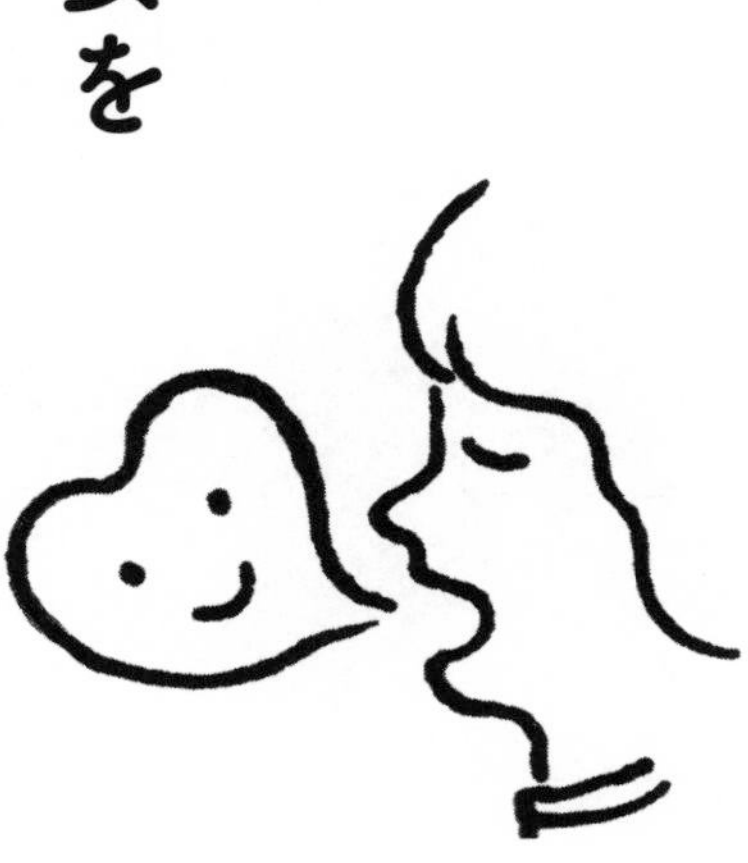

人前で話をする、会議でプレゼンテーションをするといった場面で、緊張してしまい、思い通りに話せなかった経験を持つ人は少なくないと思います。

ステージで素晴らしいパフォーマンスを見せてくれる俳優や演奏家も、あがることと無縁ではありません。プロのみなさんはどのようにして不安や緊張を乗り越えているのでしょうか。

この章では、歌舞伎俳優の市川笑也さん、声楽家の釜洞祐子さん、チェロ奏者の花崎薫さんに、それぞれの経験を話していただきます。あがらないコツをつかむとともに、プロならではトークも楽しんでください。座談会に続いて「社会不安障害」の解説を加えました（「こころのサイエンス01号」２００６年より再録）。

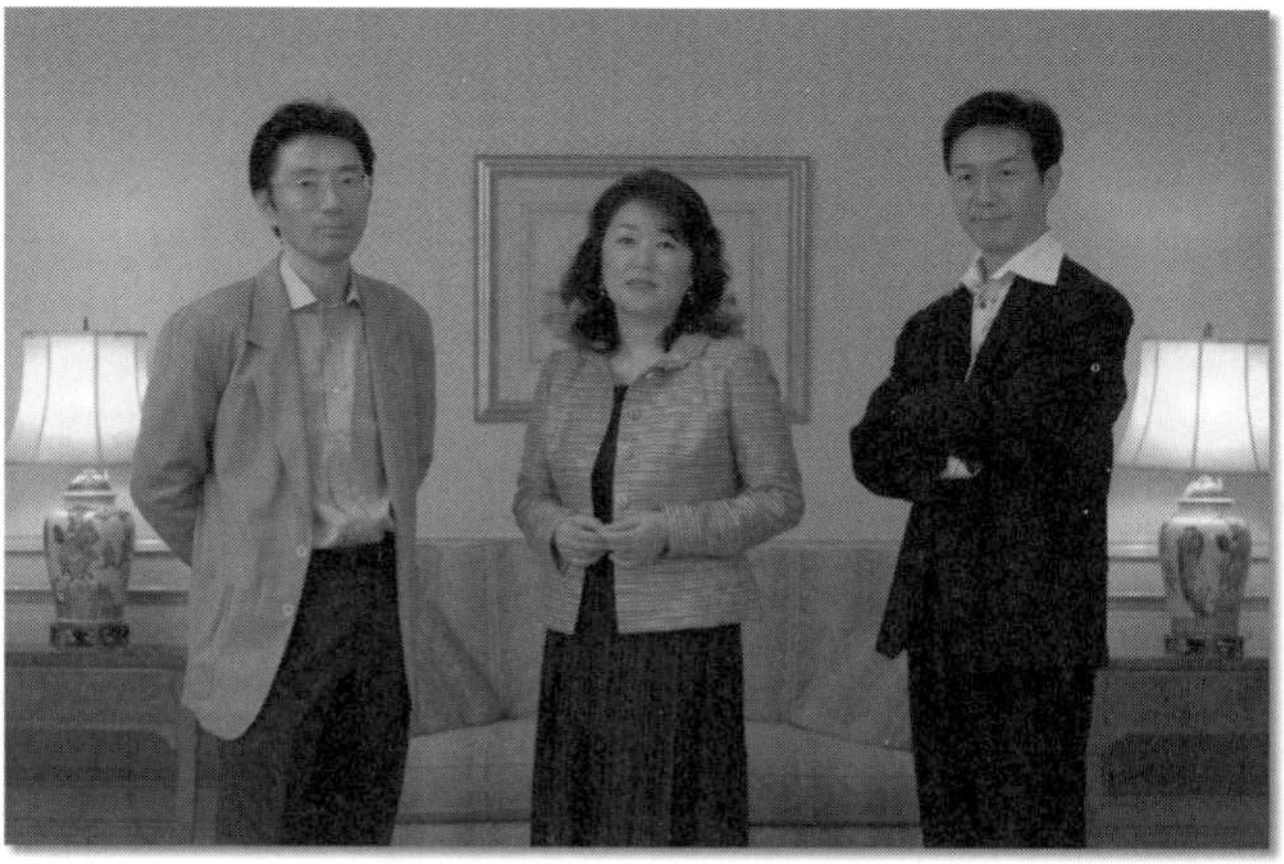

左からチェロ奏者の花崎薫さん、声楽家の釜洞祐子さん、歌舞伎俳優の市川笑也さん（座談会収録時の写真）。　写真：鷹尾茂

緊張で頭が真っ白に
プロならではの責任や期待も

大野　まずパフォーマンス不安について簡単に説明しますと、医学的には社交的な場面で不安や恐怖を感じる「社会不安障害」という精神疾患で、よくみられる症状のひとつです。

人前で話をする、会議でプレゼンテーションをするときなどに緊張する人が非常に多いということが、アメリカで注目されるようになりました。

おそらく、日本がこれまでの集団的な社会から、アメリカ的に競争をして自分をアピールする社会に変わってきたため、日本でも関心が高くなっているのだと思います。

ステージでご活躍中のみなさんも、あがったといった経験をお持ちですか。

市川　実は、私は赤面症で対人恐怖症だったものですから、初舞台のときは、客席に顔を向けられなかった。

そこで自己分析をしましたら、始まりは「3匹の子ブタ事件」（笑）。幼稚園のとき、紙粘土で3匹の子ブタの登場人物を作る授業があったんです。私は非常に指先が器用な子どもでして、狼を作りたかったのですが、先生におじいさんを作りなさいと言われて、いやと言えなくて、一生懸命作ったんだけど、鼻がどんどん長くなっておじいさんにならない。先生が「こうやって作るの」とバン！と粘土をつぶしたとき、ショックで言語障害になって、幼稚園に行けなくなりました。

釜洞　そんなことがあったのですか。

市川　それでいきなり小学校に入ったので、最初の国語のとき、先生に本を読みなさいと言われても、読むということがわからなかった。教科書を開くけれど、読めない。教室の後ろに立たされて、みんなが振り返って、私のことを笑うわけです。そのときに、自分は人前に出てはいけない、と思い込んだ。その授業で読みなさいと言われたのも3匹の子ブタだったんです。

釜洞　私は逆に小さいときから声を出すのが好きで、国語の教科書を朗読するときなど先生に当てられるとうれしくて、生き生きと読んでいました。

そして大学は声楽のほうに進んだのですが、卒業試験のときに他の科目に

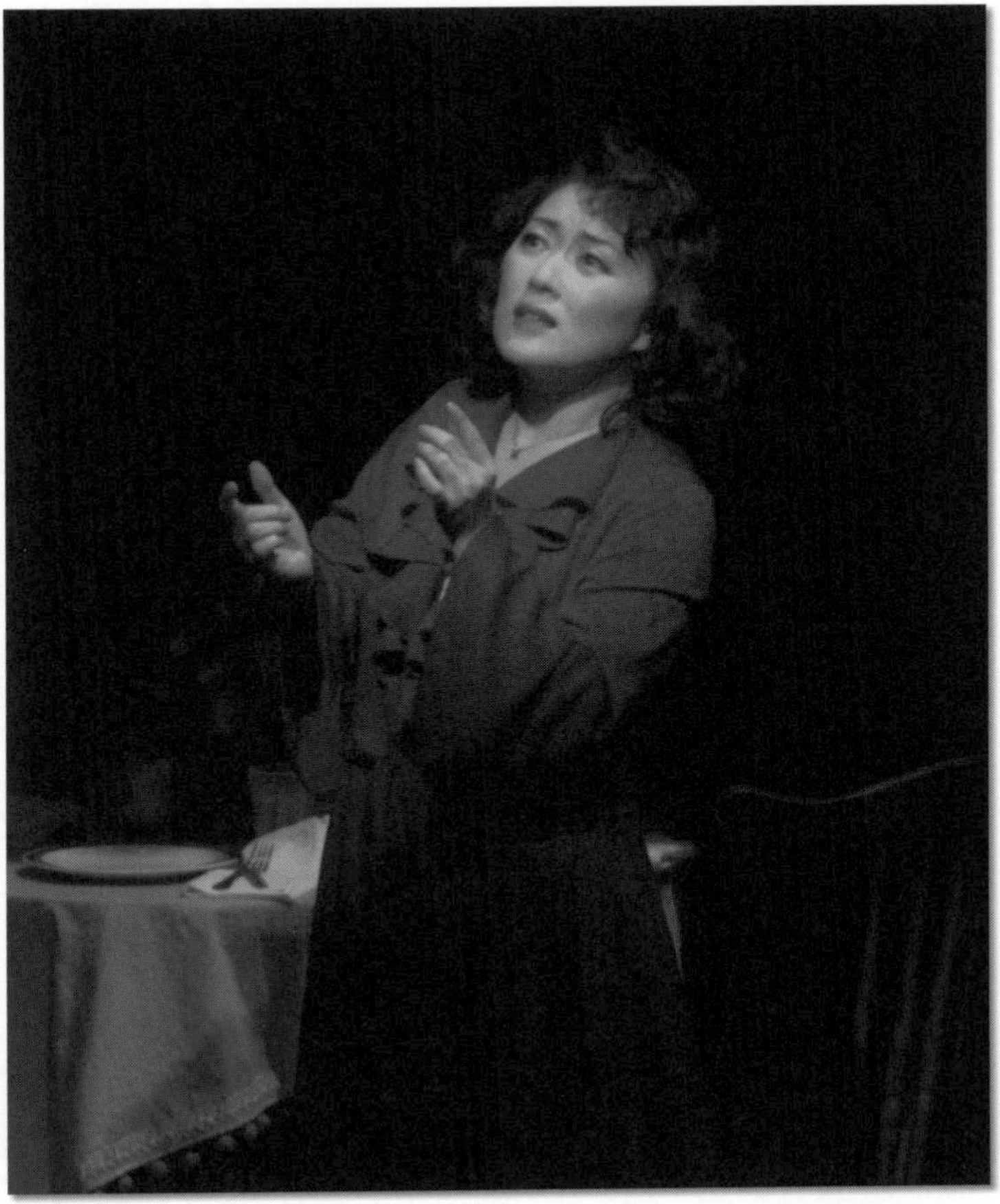

釜洞祐子さん　歌劇「欲望という名の電車」ブランチ役。新国立劇場中劇場 2003年初演時。写真：満田聡

も追われていたのか、肝心の歌の準備が十分でないままにその日が来てしまって、とにかく舞台に出ていきましたら、客席の父兄や後輩の学生たちが黒いお化けの集団のように見えて、震え上がってしまいました。ものすごく怖いと思ったのは、そのときが初めてでしたね。

大野 そのときは、どうやって乗りきったのですか。

釜洞 口から出てくるものを何とか歌い終えたという感じで、あのときの映像は今も頭の中にあって、いつでも思い出すことができます。

花崎 僕はオーケストラで演奏をするようになって20年ちょっと（当時）になりますが、ソロを弾くときなど、いまだに緊張します。以前は弱い音を長く伸ばそうとして、手が震えてしまったこともありました。演奏家は、誰でも経験があることではないでしょうか。

釜洞 仕事を続けるうちに責任も重くなってきますしね。期待に応えなくてはと自分にプレッシャーもかけて。好きな仕事なのに、そこから〝あがる〟ということとの闘いが始まってしまいます。

私は緊張すると口の中がからからになったり、体がこわばったり。楽譜を持つ手がぶるぶる震えたこともあります。一番怖いのは、頭が真っ白になって歌詞が出てこない、という状態です。メロディも出ない。

市川　私も歌舞伎座で真っ白になったことがあります。殺されるシーンで、恨みつらみを言わなくちゃいけないけれど、苦しまぎれに声を出すのが精一杯で言葉にならない。「メケメケハカモカ……」と（笑）。共演者の方からは「何を言ってたの、あんた、宇宙人だったの」って怒られました。

主役は意外にあがらない？大事なのは流れに乗ること

花崎　僕の場合、一番緊張するのは、オーケストラのソロで弾く部分が曲全体のほんの数小節であったり、あるいはメインになるようなメロディを一人で弾かなければいけないときです。いつもは大勢で演奏しているのに、一人になるという状態が緊張する。裸にされて人前にぽんと出されたみたいな感じです。

釜洞　いっしょに演奏している楽団の仲間も、聴いているわけですからね。

花崎　そう、客席よりも周りのほうが怖くなる。

大野　それは、周りの人の評価が気になるのですか。それとも流れの中で、一種の責任感のようなものを感じるということですか。

花崎　責任感ですね。例えばブラームスの「ピアノ協奏曲第2番」。第3楽章の冒頭にチェロソロの美しいメロディがあって、しばらくしてピアノのソロがおもむろに始まります。もし自分が何かミスをした場合には、ピアニストのソロをぶち壊してしまう。もう第2楽章の途中から、心臓がどん、どん、どん、と。

釜洞　自分で鼓動を感じますか。

花崎　感じますねえ（笑）。

市川　私も同じように、台詞の短い、あまり大きな役じゃないときのほうが非常に緊張します。パズルをうまくはめ込むのが自分の仕事で、それがはまらないと、そのまま流れていって、ああ、自分のせいで台無しになった、と思ってしまう。逆に主役級の役のときは、指揮者になったような気分で、ちょっ

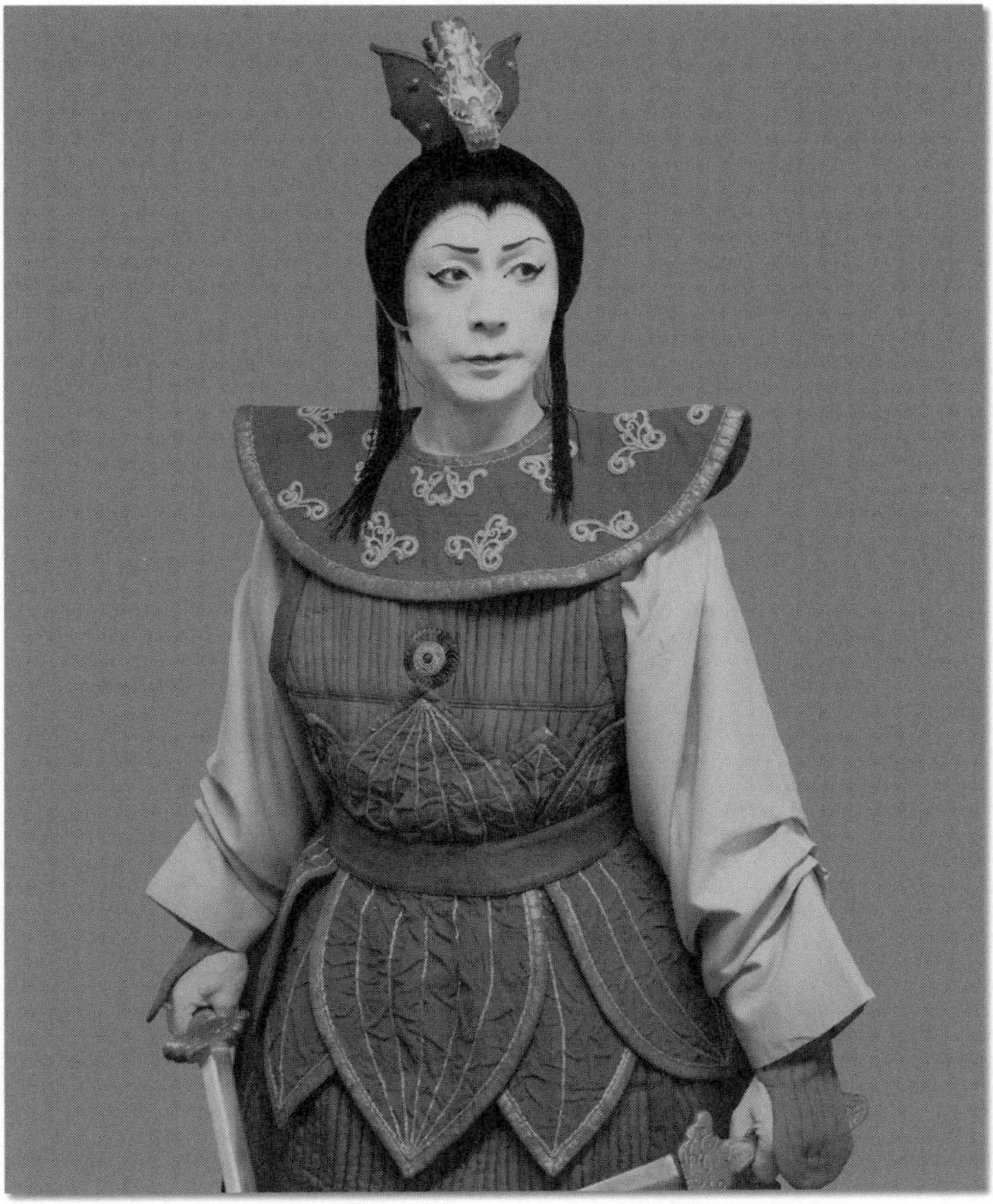

市川笑也さん　2022年3月歌舞伎座上演時　『新・三国志』劉備玄徳。
提供：市川笑也©

との失敗はほかの部分でカバーできます。だから、比較的あがらない。小さなパーツを任されたほうがプレッシャーは大きいですね。

釜洞　よくわかります。オペラでも重要な役なのだけれど、登場するのがほんの一瞬である場合は、特に緊張しますね。舞台に出たときに、流れに乗りきれなかったり、うまくいかなかったら、それでもうおしまいですから。

市川　あまりの緊張で、右手と右足がいっしょに出たこともあります。でも、お客様はくすっとも笑わないで見てましたから、歌舞伎ってこういうものなのかなと思ったのでしょうね。

花崎　案外、お客様は気づかないのかもしれませんね。わかってるのは、周りの二、三人ぐらい。だけど自分にとってはもう……。

釜洞　一大事ですね。

市川　考えてみるとあがるというのは、自分の中の問題ですよね。共演者やお客様は、さほど細かいことまで集中して見ているわけではないので。

大野　そう思います。ステージに立っている方々は自分を中心に考えていらっしゃるので、ちょっとした変化でも気にされるけれど、客席や共演者はそうではない。お客さんの多くは舞台との一体感や雰囲気を楽しんでいるのだと思います。

市川　私は師匠（当時は三代目猿之助・故二代目猿翁）に「早くぅまくなれ」とよく言われました。でも、お稽古してもうまくならない。どういうことかとずっと考えていましたら、自分の台詞を言って、相手にその次の台詞を言わせること。私の台詞によって、次の人の台詞が成り立つ、ということだったんです。それを師匠に確認したら「気づくのが遅いよ！」と言われましたが（笑）。

花崎　なるほど。それはオーケストラの世界でも共通しています。アンサンブルは音のキャッチボールなので、ほかの奏者とのコミュニケーションが悪いと、演奏全体がギクシャクしたものになってしまいます。

釜洞　みんな同じですね。我々クラシック歌手はまずマイクは使いませんから、オペラの中でどういう演技をしていても客席に声が届くように、顔の向きや位置関係を工夫するんですが、それに気を取られすぎると、共演者との関係が切れてしまうことがあるんですね。つい前を向いて歌ってばかりいたりして。

演出家にそれを注意されて、共演者とのキャッチボールにぐっと気を向けたら、すんなりドラマに溶け込んで、あがらずにすんだことがあります。

積み重ねで感覚を身につける まずは親しい人の前で練習

釜洞　オペラの場合、役になりきるということもあがるのを防いでくれますね。なかなかそうもいきませんが、自分ではなくて役柄になりきれたら、自分のことも、あがることも忘れています。

花崎　そうなれると、最高ですね。

釜洞　そうですね。

市川　歌舞伎は、1カ月25日間50回公演というのがざらにありまして。

花崎　すごくハードですね。

市川　はい。でも、そんなふうに追い込まれて、何回も何回も公演をするとよい部分もあります。日によってはなぜだかわからないけれど、びっくりするくらい役になりきれることがあったり、あれ、こんなこともできちゃったんだ、ということがあるからです。

釜洞　それはうらやましい。

大野　私たちは舞台上の、うまくいっているところしか見ていませんが、いろいろご苦労されているのですね。あがらないために、何か工夫されているということはありますか。

釜洞　あがらないためには、私はまずは納得いくまで練習を積み重ねるのが一番かなと思っていますが、もちろんただ執拗に繰り返すのでなく、楽譜をよく読みこんで理解して。

それと生徒によく言うのですが、一人だけでずっと練習するのでなく、ときには家族や友人にお客様になってもらう。その場にたった一人でも他人が聴いているというだけで、違っちゃいますから。

花崎　そうですね。演奏会の前に小さなサロンで試演会のようなことをよくやります。本番と同じことをやって、どこがうまくいかなかったかを把握しておきます。

釜洞　ほかにはイメージ・トレーニングですね。今まで歌ったことのある劇場の客席との距離や天井の高さとか、非常口はあそこにあった、2階はこんなふうだった。それから、このあたりに先生や友達が座っていて、誰かがしゃべってたとか、すべてを思い浮かべて、その中でなるべく平常に近い形で歌うようにイメージします。

花崎　チェロなどの弦楽器は、右手の弓で弦をこすり、左手で音程を変えるわけですが、フレーズの中で体の力をどこでどんなふうに使って、弓の長さをどのくらい使うべきかを考えながら練習します。それが積み重なってひとつの曲になる。考えながら、何回も何回も練習すると、本番ですごく助けになります。また、この音符はふわっとした音色であるとか、ぐっと強い音といったように、曲のどの部分でも音のイメージがはっきりしていると変にあがらないですね。

市川　邦楽の場合、三味線はお師匠さんと向かい合って稽古して、指を見て、指で覚えていきます。口三味線というのがあって、横でお師匠さんが「トチ

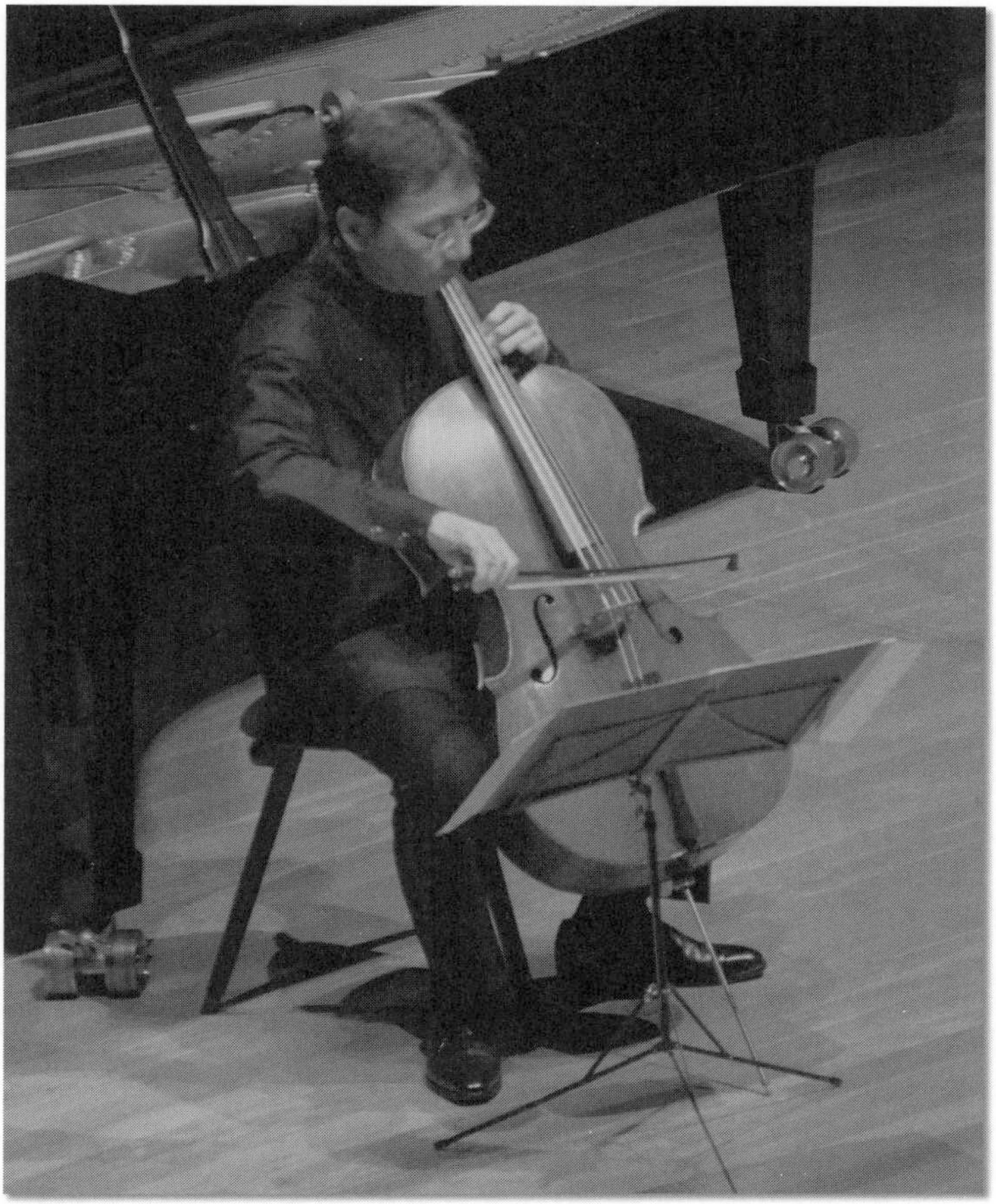

花崎薫さん　2019年10月、東京文化会館小ホール。「ベートーヴェン：チェロとピアノのための作品全曲演奏会」。©Shumpei K.

チリチン、トチチリチン」とか言うと、手が動くようになる。楽譜に頼っちゃうと本番になったらもう弾けなくなります。

釜洞　覚えていても、あがって本番でパニックになること、ありませんか。

市川　ありますよ。ですから、体で覚えろとよく言われます。体で覚えると、真っ白だけど勝手に体が動いてくれる。自分でも「ええっ？」って感じです。

釜洞　私も最近、同じような経験をしました。オペラの公演の一幕目の山場で「私、今、何を歌っているのだろう？」という状態になって焦りました。けれど、体が勝手に歌っている。稽古してきたから、何とかなるのかなあと思いながら、相手役を見ると、相手役も唇の端がぶるぶる震えている。あっ、彼女もあがってる、みんな同じだ。そう思うと、だんだん落ちついてきました。

大野　考えながら練習を積み重ねることによって、体が覚えていくということですね。練習以外に何か工夫されていることはありますか。

花崎　チェロは必ず座って演奏します。だから椅子がすごく大事になるので、注文して専用の椅子を作ってもらいました。それから靴も大事です。本番のときは足元が安定しないと絶対に落ち着いて演奏できないので、本番用の靴は決めてあります。

釜洞　私もオペラによっては、本番用の靴の踵の高さなどを早めに教えてもらって、それに近い靴で稽古します。

衣装も稽古に使う代用品よりも、本物は舞台上での脱ぎ着に手間や時間がかかるものもありますので、可能な限り、早めに本物を使わせてもらえるようお願いしています。

市川　私は女を演じるわけですから、フル装備でないと裸で出ているようで恥ずかしい。衣装を着て、お化粧をすると甲冑に身を包んだようで安心します。

体をリラックスさせるコツ
深呼吸はまず吐いてから

釜洞　大野先生にうかがいたいのですが、リラックスするには深呼吸するとよいと言われていますよね。それはどういった点がよいのでしょうか。胸式呼吸より、腹式呼吸がよいとも聞きますし。確かにあがっているときは、息がハッハッという感じで、息を吸っても胸くらいまでしか入らなくなります。

大野　体全体がリラックスできるということだと思います。吸って吐くよりも、最初に吐いたほうがいいですね。よく患者さんに言うのは、「まずため息をついてください。ため息をつくとおなかが引っ込みます。そこから吸うと、おなかの呼吸ができますよ」と。吸うよりも吐くほうが大事だということです。

花崎　やはり音を出す瞬間も、息を吐きますね。吸うと肩が上がるからよくない。管楽器もいっしょなのかな。

大野　武道でも技を掛けるときには、はっと吐くといいます。野球でもそうです。相手が吐ききって、吸い始めたときに球を投げると打たれないという話を聞いたことがあります。

釜洞　おもしろい。

大野　たぶん、歌舞伎でもオペラでも、オーケストラでもそうだと思います。呼吸を合わせていくというのはそういうことではないでしょうか。

釜洞　まさに息を合わせるということですね。そういえばあるコンサートで、体がいつの間にか固まっていたこともありました。うまくほぐせなくて。

大野　ほぐすのは大事です。力を抜いたり、リラックスするためには、最初に緊張すること。それがコツです。両手を握りしめたり、体にぐうっと力を入れて緊張して、抜いてください。最初から力を抜いてくださいと言ってもなかなか抜けない。抜こうと思うと、逆に緊張してしまいますから。

市川　あがるとか、緊張する状態は、長くてどれくらい続くものですか。

大野　突然心臓がどきどきしたり、息苦しくなったりして強い不安を感じる状態を「パニック発作」といいますが、こうした発作でも続くのは15分か20分くらいです。30分もたてば、ほとんど収まってきます。

釜洞　私はステージの1時間くらい前にはメイクも終えてもらい、ひとりでボーッとするか、楽譜を見直す時間をつくるようにしてます。直前まで冗談を言ったり、親しい人とおしゃべりしていて、そのままずっと舞台に出た方が楽な人もいるようです。

その人、その人であがらないためのいろいろな方法が、だんだんわかってくるんだと思います。

不安を乗り越えてステージへ　そのパワーの源は？

市川　私は、相手にどう思われるか、といった恐怖感が強く残っていたので、人前に出るとカーッとなって、何もできないという状態が長く続いていました。そのくせ高校卒業後、国立劇場の歌舞伎の研修所に入ってしまった。それが私にとって、結果的には究極のリハビリでした。半歩出たら落っこちるぞという崖っぷちの状態に、自分を追いやっている感じでしたから。

花崎　厳しいところに自分を追い込んでいくことができるタイプですか。

市川　いえ、そんなところには行きたくないです。でも、会う人、会う人が私を不安と闘うように、崖っぷちに追いやってくれたんです。

大野　みなさんが努力を重ね、緊張や不安を乗り越えてこられた、そのパワーはどこからくるのでしょうか。

花崎　私の場合は、百年、二百年を経て残っている作曲家の作品そのものがパワーの源ですね。天才たちの作品に接して、それを具現化する仕事を自分が担っている。その偉大な作品と一体になれたとき、緊張や不安はどこかに消えてしまいます。

釜洞　自分の感動するものを自分が再現できる……。

花崎　それができることは、素晴らしいと思いますね。

釜洞　だから生徒に言うのですが、「多分想像以上にきついけれど、深くて豊かでいい仕事だと思うわよ」と。

市川　私たちがしている舞台の仕事は、ほんとに命削りますよね。

釜洞　ほんとにね。

花崎　そうですね。

市川　でも何が一番残るのかなと考えると、お客様が喜んでくださること。その最後の一瞬のためにみんなで力を合わせて。やっぱりアンサンブルですね。主役だけでもできないし、全員が一丸となったときが最高です。

あがり症の原因は？

思い込みを修正して不安な場面に慣れることが大切

学校や職場など、社会生活に問題を抱えやすい

人前で何か行動するときに、恥ずかしい思いをするのではないか、うまくできないのではないかと過剰に心配するために、そうした場面を避けるようになったり、強い苦痛を感じることを「社会不安障害（SAD：Social Anxiety Disorder）」といいます。

「社会不安障害」の人は、人前でスピーチする、上司と話をする、人がいるところで食事をしたり、電話をかけるなどの社交的な場面や、他人がいるところに行くことに強い不安を感じます。今回の座談会のテーマ「パフォーマンス不安」は、精神疾患ではありませんが、「社会不安障害」に近い状態

と考えられます。

不安や恐怖を感じると、発汗や震え、動悸、息苦しさ、口の渇きといったさまざまな身体症状が表れるのが一般的です。そのため、自分の不安や恐怖が行きすぎたものであるということは理解していても、ますます社交的な場面を避けるという悪循環を引き起こすことになります。

自分の本来の能力を発揮することが難しく、学業、就業、人間関係、婚姻などの社会生活に大きな問題をかかえることも少なくありません。ひきこもりになったり、うつ病やアルコール依存症を併発するケースもあります。

性格の問題ではなく治療をすれば改善する

これまでは、「社会不安障害」は気が小さいからとか恥ずかしがりだからといったように、性格や気持ちのせいにされてきました。

しかし現在では、脳の機能が発症に関係しているのではないかと考えられています。原因はまだ解明されていませんが、最近の研究では、不安感に関与している脳の部位である「扁桃体」の敏感さが関係しているのではないかといわれています。

発症年齢は早く、平均15歳前後で、25歳以上の発症は少ないといわれていますが、50歳代を中心に発症の小さい山があります。男性より女性に多くみられますが、原因はよくわかっていません。

「社会不安障害」は性格ではなく、治療をすれば改善する病気であるととらえ、精神科や心療内科を受診することが大切です。治療は基本的に薬物療法と精神療法が行われます。

薬物療法は、主にＳＳＲＩ（選択的セロトニン再取り込み阻害薬）が用いられるようになっています。特に症状の重い人に効果的だといわれています。ＳＳＲＩは効果が表れるまで時間がかかるため、動悸がする、汗をかく、顔が赤くなるといった身体症状が強い人の場合には、治療の初期の段階でベンゾジアゼピン系の抗不安薬も用いることがあります。

最初は頑張りすぎずに、段階を踏んで自信をつける

一方、精神療法は、考え方のゆがみを修正し、苦手な場面を我慢して少しずつ慣れていくための認知療法が行われます。なぜ不安を感じるのかというとそれは次のように考えるからです。

①苦手な場面を現実以上に危険に思う。
②自分にはできないと思い、自分の能力を低くみてしまう。
③誰も助けてくれないと思い、周りの人の手助けを低くみてしまう。

このように思い込んで、不安を感じる場面を避けると、逃げてしまったという思いが残るため、さらに自信がなくなるという悪循環に陥ります。考え方と行動のゆがみを逆転して、その場が本当に危険か、対処できるかどうかを自分で確認することから始めます。

不安はいつまでも続くものではありません。最初は不安だけれど、時間がたつと慣れてくる、それほど心配なことではないと感じることが一番大切なのです。そのためには、最初は頑張りすぎずに、なるべく簡単なことを行い

ます。

例えば、人前で話すのが苦手な場合は、まず一人か二人の前で練習をして、少しずつ人数を増やしていくというように段階を踏んで、自信をつけていきます。こうして成功体験を積み重ねることはたいへん重要です。

薬を飲んだとしても、不安がすべて消え去るわけではありません。また、薬によって不安感を強く抑えるのはよくありません。不安を感じることは、人間にとって必要なことだからです。不安があるからこそ、練習や工夫をするし、乗り越えることで成長していくことができるのです。

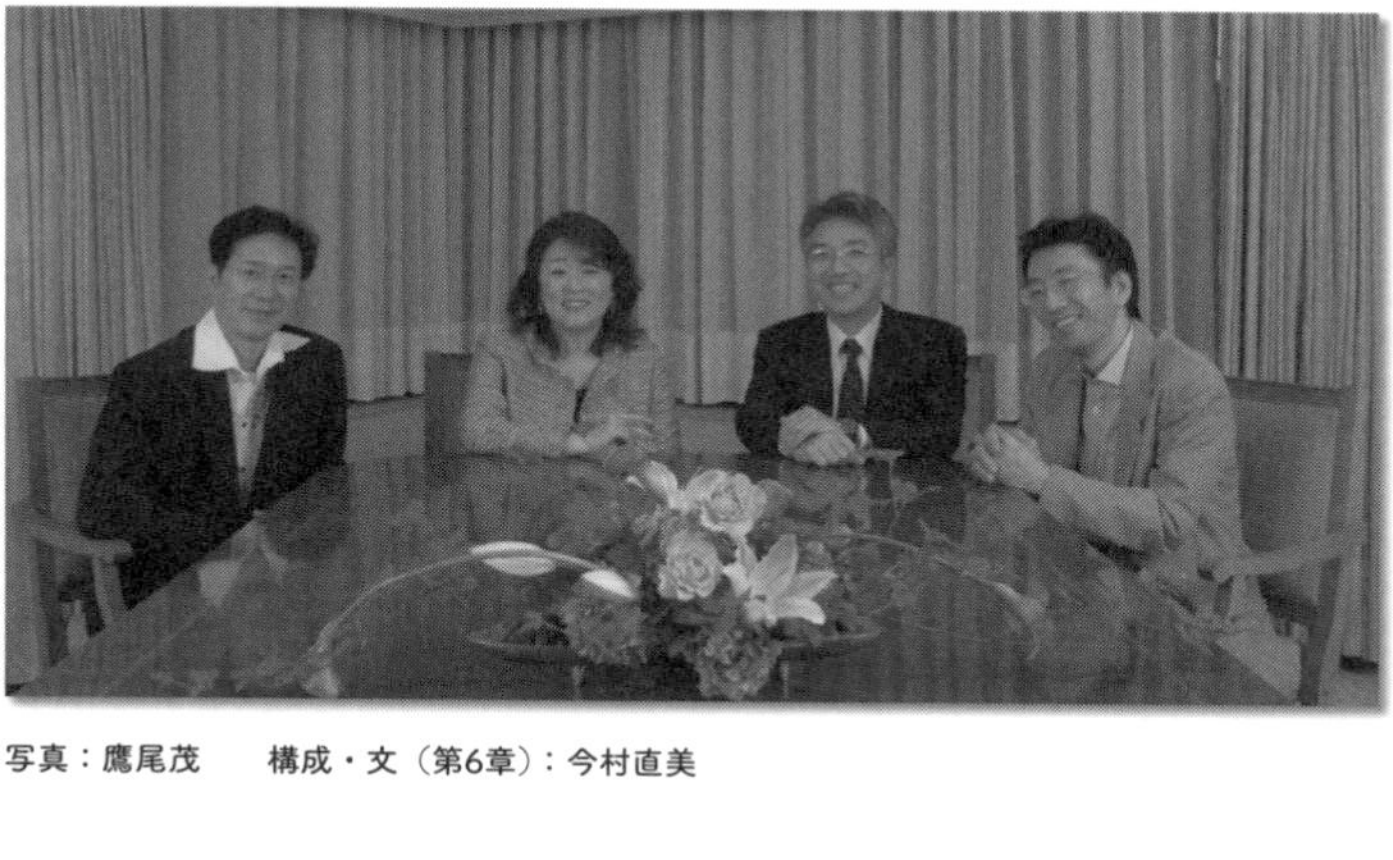

写真：鷹尾茂　　構成・文（第6章）：今村直美

座談会にご登場いただいたみなさん（五十音順）

二代目市川笑也（いちかわ えみや）
歌舞伎俳優・澤瀉屋。伝統歌舞伎保存会会員。
1959年、青森県八戸市生まれ。三代目猿之助（故二代目猿翁）が創作したスーパー歌舞伎『ヤマトタケル』でみやず姫を演じ、以後、猿之助歌舞伎の全般にわたってヒロイン役に次々と抜擢された。近年では、2022年7月の『當世流小栗判官』の照手姫で宙乗り1000回を達成。2023年の新作歌舞伎『流白浪燦星《ルパン三世》』で峰不二子を演じ好評を博した。

釜洞祐子（かまほら ゆうこ）
声楽家、オペラ歌手。東京音楽大学教授。
1957年、大阪府吹田市生まれ。神戸女学院大学、東京音楽大学研究科を経て、文化庁オペラ研修所修了。第51回日本音楽コンクール第1位。ハンブルク歌劇場来日公演にて急遽代演し絶賛された。文化庁在外研修員で留学後、ドイツ・ヘッセン州立カッセル歌劇場と契約、ハンブルク、ミュンヘン、ドレスデン等に客演。帰国後、コンサート、新国立劇場等でのオペラ多数出演。

花崎 薫（はなざき かおる）
チェロ奏者。
1959年、神奈川県小田原市生まれ。東京藝術大学、ベルリン芸術大学卒業。長年にわたり新日本フィルハーモニー交響楽団の首席奏者としてオーケストラを支えた。2011年新日本フィルを退団後、2024年3月まで愛知県立芸術大学音楽学部教授として後進の育成に携わる。現在、大阪フィルハーモニー交響楽団客演首席奏者、東京シンフォニエッタ、東京クライスアンサンブル、メンバー。2022年「ベートーヴェン：チェロとピアノのための作品全集」CDをリリース。

あとがき

日本経済新聞に毎週連載しているコラム「こころの健康学」を基にした書籍『「こころ」を健康にする本』の第4弾を発刊することができた（2021年5月〜2024年4月掲載の記事で構成）。

「こころの健康学」の第1回が掲載されたのは2001年7月の夕刊だった。それから20年あまり、夕刊から朝刊に変わり、曜日も何度か変わったが、昨年の2023年に1000回目になった。ずいぶん長い間担当させてもらったことになる。

当時、新聞のデスクだった鹿児島昌樹さんと、ホテルのロビーでお会いして執筆を依頼されたときのことは、今もはっきり覚えている。私を執筆者として推薦してくれたのは、慶應大学医学部修士課程を卒業したばかりの新人記者、前田絵美子さんだった。

ただ、こころの「健康」について書いてほしいという鹿児島さんの申し出に、私はちょっと躊躇した。こころの「不調」である精神疾患の治療に取り組んでいる私が「健康」について書けるかどうかためらいがあった。何回かは書けたとしても、それを続けられるかどうか不安だった。

しかし、コラムの中でも書いたことがあるように、私は頼まれたことは基本的に受け入れるようにしていた。その私の姿勢が良かったのだろう。鹿児島さんの申し出を受け入れ、多くの人に支えられながら、1000回も続くコラムを書き続けることができた。

ここまで続いた背景には、読者の方々の支えがあったことはもちろんだが、それに加えて、こころの問題に関心が向けられるようになったことが挙げられる。それまでどちらかと言えばタブー視されることがあったこころの問題だが、決して特別なことではないことがわかってきた。最近の海外の研究では、45歳までに8割以上の人が精神疾患にかかることがわかっている。決して人ごとではないのだ。

その一方で、こころの不調ではなく「こころの健康」に目を向けた内容にしてほしいという鹿児島さんらの考えには、先見性があった。先の研究からは、精神疾患にかかる人が多い一方で、自分でそれを乗り越える人も多いことがわかった。そうしたこころの力を私たち誰もが持っているのだ。さらに最近では、ウェルビーイングやこころの健康が注目されるようになってきている。

精神的不調を体験しているかどうか、治療を受けているかどうかに関わりなく自分らしく生きていけるのは、誰もがこころの力を持っているからだ。そう考えると、「こころの健康学」でこころの力に目を向ける舞台を作ってもらえたおかげで、病気目線、医者目線に偏らないでコラムを執筆することができた。そして、それが今回のメインタイトル「楽しい！が元気をつくる」の視点へとつながった。

大塚いちおさんのイラストのおかげで、「こころの健康学」は、文章だけのコラムとは違う柔らかく温かい雰囲気になったことにも、ぜひ触れておきたい。これまで何度となくコラムのなかで非言語的コミュニケーションの大切さについて書いたが、大塚さんのイラストは、「こころの健康学」の非言語的コミュニケーションの役割を果たしたと考えている。しかも、嬉しいことに今回、本書の表紙にイラストを描いていただいた。

もうひとつ嬉しいことに、以前に歌舞伎や音楽のパフォーマンスのプロの人たちと行った座談会も、本書に加えていただけることになった。楽々とパフォーマンスをしているように見える達人でも、私たち一般人と同じように緊張し、それを生かす工夫をしているということを知った座談会だった。最近、専門家の間でも、不安やうつなどのネガティブ感情が、私たちが自分らしく生きていく上で大切な役割を果たしていると考えられるようになっている。今回掲載された座談会からは、そうしたネガティブ感情を上手にいかすコツが読み取れる。

この座談会を掲載するというアイディアを出したのは、『「こころ」を健康にする本』を作ろうと最初に声をかけていただき、編集を担当していただいている日経サイエンスの菊池邦子さんだ。今回も、全体の構成を含めて全面的にお世話になった。そのおかげで、私自身、人に助けられながら生きていることを存分に体験することができた。

2024年6月

大野 裕

著者　大野 裕（おおの ゆたか）
精神科医。1950年生まれ。慶應義塾大学医学部卒業、同大学精神神経学教室。コーネル大学医学部、ペンシルベニア大学医学部留学。慶応義塾大学教授 、国立精神・神経医療研究センター 認知行動療法センター初代センター長、日本認知療法・認知行動療法学会初代理事長等を歴任。現在、一般社団法人 認知行動療法研修開発センター理事長、ストレスマネジメントネットワーク代表、国立精神・神経医療研究センター 認知行動療法センター顧問、長崎大学客員教授。

楽しい！が元気をつくる
「こころ」を健康にする本 Ⅳ

2024年6月27日　第1刷

著者　大野 裕
発行者　大角浩豊
発行所　株式会社日経サイエンス
https://www.nikkei-science.com/
発売　株式会社日経 BP マーケティング
〒105-8308 東京都港区虎ノ門 4-3-12
印刷・製本　株式会社シナノ パブリッシング プレス

ISBN978-4-296-12068-0
Printed in Japan